MANUAL PRÁTICO DE
ASSISTÊNCIA NUTRICIONAL
AO PACIENTE GERIÁTRICO

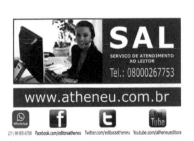

MANUAL PRÁTICO DE ASSISTÊNCIA NUTRICIONAL AO PACIENTE GERIÁTRICO

Grasiela Konkolisc Pina de Andrade
Juliana Bonfleur Carvalho Pohlmann
Marcela Taleb Haddad

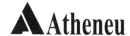

Rio de Janeiro • São Paulo
2020

EDITORA ATHENEU

São Paulo	—	*Rua Avanhandava, 126 - 8º andar* *Tel.: (11) 2858-8750* *E-mail: atheneu@atheneu.com.br*
Rio de Janeiro	—	*Rua Bambina, 74* *Tel.: (21) 3094-1295* *E-mail: atheneu@atheneu.com.br*

CAPA: Equipe Atheneu
PRODUÇÃO EDITORIAL: MKX Editorial

CIP-BRASIL. CATALOGAÇÃO NA PUBLICAÇÃO
SINDICATO NACIONAL DOS EDITORES DE LIVROS, RJ

M251

Manual prático de assistência nutricional ao paciente geriátrico / editoras Grasiela Konkolisc Pina de Andrade, Juliana Bonfleur Carvalho Pohlmann, Marcela Taleb Haddad ; colaboração Alexandra Coelho de Sousa Lopes ... [et al.]. - 1. ed. - Rio de Janeiro : Atheneu, 2020.
: il. ; 21 cm.

Inclui bibliografia e índice
ISBN 978-85-388-1073-5

1. Geriatria. 2. Idosos - Nutrição. 3. Idosos - Aspectos nutricionais. 4. Dietética. I. Andrade, Grasiela Konkolisc Pina de. II. Pohlmann, Juliana Bonfleur Carvalho. III. Haddad, Marcela Taleb. IV. Lopes, Alexandra Coelho de Sousa.

20-62581
CDD: 613.0438
CDU: 613.2-053.9

Leandra Felix da Cruz Candido - Bibliotecária - CRB-7/6135
27/01/2020   27/01/2020

ANDRADE, G.K.P.; POHLMANN, J.B.C.; HADDAD, M.T.
Manual Prático de Assistência Nutricional ao Paciente Geriátrico.

© *Direitos reservados à EDITORA ATHENEU – São Paulo, Rio de Janeiro, 2020.*

EDITORAS

Grasiela Konkolisc Pina de Andrade

Nutricionista Clínica do Hospital Sírio-Libanês (HSL). Graduação pelo Centro Universitário São Camilo (CUSC). Especialista em Nutrição Enteral e Parenteral pela Sociedade Brasileira de Nutrição Parenteral e Enteral (SBNPE/BRASPEN). Especialização em Nutrição Hospitalar pelo Hospital das Clínicas da Faculdade de Medicina da Universidade de São Paulo (HCFMUSP).

Juliana Bonfleur Carvalho Pohlmann

Nutricionista Clínica no Hospital Sírio-Libanês (HSL). Graduação em Nutrição pelo Centro Universitário São Camilo (CUSC). Pós-Graduação em Nutrição Humana Aplicada e Terapia Nutricional pelo Instituto de Metabolismo e Nutrição (IMEN). Especialização em Nutrição Aplicada à Terceira Idade pela Universidade Municipal de São Caetano do Sul (USCS). Especialização em Vigilância Sanitária de Alimentos pela Faculdade de Saúde Pública da USP (FSP-USP).

Marcela Taleb Haddad

Nutricionista Clínica do Hospital Sírio-Libanês (HSL). Graduação pelo Centro Universitário São Camilo (CUSC). Pós-Graduação em Nutrição Humana Aplicada e Terapia Nutricional pelo Insira Educacional. Pós-Graduação em Nutrição Clínica Funcional pela VP Centro de Nutrição Funcional.

COLABORADORAS

Alexandra Coelho de Sousa Lopes
Bacharel em Nutrição pela Universidade Bandeirante de São Paulo (UNIBAN). Especialista em Nutrição Clínica Funcional pelo Centro Valéria Paschoal de Educação.

Amanda Cristina Maria Aparecida Gonçalves Brandão
Bacharel em Enfermagem pela Escola de Enfermagem de Ribeirão Preto da Universidade de São Paulo (EERP/USP). Especialista em Enfermagem em Terapia Intensiva pelo Instituto Israelita de Ensino e Pesquisa Albert Einstein (IIEPAE). Capacitação Profissional em Enfermagem em Terapia Intensiva pelo IIEPAE/Centro de Educação em Saúde Abram Szajman (CESAS). Especialista em Estomaterapia pela Faculdade de Ciências Médicas da Universidade Estadual de Campinas (FCM-Unicamp). Mestre pelo Programa de Enfermagem Fundamental da EERP/USP. Coordenadora da Pós-Graduação de Enfermagem em Estomaterapia do Hospital Israelita Albert Einstein (HIAE). Coordenadora do Comitê de Lesão por Pressão do HIAE. Membro da Associação Brasileira de Estomaterapia (SOBEST). Membro do World Council of Enterostomal Therapists (WCET).

Ana Cristina Dias de Vasconcelos
Bacharel em Nutrição pela Universidade Bandeirante (UNIBAN). Especialista em Nutrição Clínica pelo Centro Universitário São Camilo (CUSC). Especialista em Nutrição Funcional pelo Centro Valéria Paschoal de Ensino.

Ana Paula Alves Silva Bighetti

Nutricionista do Hospital Israelita Albert Einstein (HIAE). Especialização em Nutrição Clínica pelo GANEP Nutrição Humana. Especialização em Gerontologia Clínica e Social pela Universidade Federal de São Paulo (Unifesp).

Ana Paula de Almeida Marques

Nutricionista Clínica do Hospital Israelita Albert Einstein (HIAE). Pós--Graduação em Nutrição Clínica pelo Centro Universitário São Camilo (CUSC). Especialização em Nutrição em Gerontologia pelo Hospital das Clínicas da Faculdade de Medicina da Universidade de São Paulo (HCFMUSP).

Andrea Galdino Figueiredo

Nutricionista graduada pelo Centro Universitário São Camilo (CUSC). Especialista em Terapia Nutricional e Nutrição Clínica pelo GANEP Nutrição Humana. Especialista em Obesidade, Síndrome Metabólica e Cirurgia Bariátrica pelo Centro Integrado de Nutrição (CIN). Nutricionista Clínica e Ambulatorial do Hospital Beneficência Portuguesa (BP). Nutricionista da Clínica Gastros.

Bruna Witts

Graduada em Nutrição pelas Faculdades Metropolitanas Unidas (FMU). Curso de Extensão em Nutrição Clínica pela FMU. Pós-Graduação em Nutrição Humana Aplicada e Terapia Nutricional.

Cintia Matsuda Toledo

Especialização em Neurogeriatria pelo Hospital das Clínicas da Faculdade de Medicina da Universidade de São Paulo (HCFMUSP). Mestre em Distúrbios da Comunicação pela FMUSP. Doutora em Distúrbios da Comunicação pela FMUSP. Coordenadora do Serviço de Fonoaudiologia do Hospital Samaritano de São Paulo.

Claudia Gonçalves Cogo

Nutricionista graduada pelo Centro Universitário São Camilo (CUSC). Especialista em Saúde Nutricional Integral em Consultório, Hospital e Pós-Alta pelo GANEP Nutrição Humana. Conclusão do Programa de Aprimoramento Profissional em Atendimento Interdisciplinar em Gerontologia e Geriatria em Nutrição pelo Instituto de Assistência Médica ao Servidor Público Estadual de São Paulo (IAMSPE).

Cristiane Almeida Hanashiro

Nutricionista graduada pela Universidade Nove de Julho (Uninove). Coordenadora de Nutrição Clínica do Hospital Beneficência Portuguesa (BP). Nutricionista Membro da Equipe Multiprofissional de Terapia Nutricional (EMTN) do Hospital BP. Especialista em Nutrição Clínica pelo GANEP Nutrição Humana. Especialista em Vigilância Sanitária e Qualidade dos Alimentos pela Universidade Estácio.

Cristina Coura Napoleão

Nutricionista Clínica do Hospital Sepaco. Especialização em Nutrição em Gerontologia pela Escola de Educação Permanente do Hospital das Clínicas da Faculdade de Medicina da Universidade de São Paulo (HCFMUSP).

Elci Almeida Fernandes

Gerontóloga. Membro da Diretoria da Sociedade Brasileira de Geriatria e Gerontologia (SBGG). Mestre em Nutrição Humana Aplicada pela Faculdade de Ciências Farmacêuticas e Faculdade de Saúde Pública da Universidade de São Paulo (FCF/FSP-USP). Nutricionista Clínica no Instituto Central do Hospital das Clínicas da Faculdade de Medicina da USP (IC-HCFMUSP). Coordenadora e Docente do Curso de Especialização de Nutrição em Gerontologia pelo Serviços de Geriatria do HCFMUSP (SG-HCFMUSP). Coordenadora do Curso de Atualização em Gerontologia do SG-HCFMUSP. Coordenadora e Docente do Módulo de Doenças Crônicas Não Transmissíveis no Curso de Especialização em Nutrição Clínica pela FMUSP. Especialista em Nutrição Clínica pela Associação Brasileira de Nutrição (ASBRAN). Especialista em Nutrição Enteral e Parenteral pela Sociedade Brasileira de Nutrição Parenteral e Enteral (SBNPE). Especialista em Saúde Pública no Idoso pela FSP-USP. Especialista em Fisiologia do Exercício pela Universidade Gama Filho (UGF).

Érika Suíter

Coordenadora do Serviço de Alimentação do Hospital Sírio-Libanês (HSL). Nutricionista graduada pelo Centro Universitário São Camilo (CUSC). Especialização Profissional em Medicina Ortomolecular pela Faculdade de Ciências da Saúde de São Paulo (IBEHE/FACIS). Especialista em Nutrição Clínica pela Associação Brasileira de Nutrição (ASBRAN). Especialização em Educação na Saúde para Preceptores do Sistema Único de Saúde (SUS) pelo Instituto de Ensino e Pesquisa (IEP) do HSL. Especialização em Gestão da Atenção à Saúde pelo IEP do HSL.

Fernanda Rodrigues Alves

Nutricionista. Especialista em Nutrição Clínica pela Associação Brasileira de Nutrição (ASBRAN). Especialista em Terapia Nutricional pela Sociedade Brasileira de Nutrição Parenteral e Enteral (SBNPE/BRASPEN). Mestre em Ciências pela Universidade Federal de São Paulo (Unifesp). Coordenadora de Nutrição do Hospital Samaritano de São Paulo.

Glaucia Rodrigues Lazo

Especialista em Geriatria pelo Instituto de Assistência Médica ao Servidor Público Estadual de São Paulo (IAMSPE). Especialista em Terapia Nutricional em Unidade de Terapia Intensiva (UTI) pelo GANEP Nutrição Humana. Nutricionista Responsável pela Nutrição Clínica do Hospital Samaritano de São Paulo.

Juliana Martins Cano

Nutricionista graduada pela Universidade Municipal de São Caetano do Sul (USCS). Nutricionista Clínica do Hospital Sepaco.

Julieta Regina Moraes

Nutricionista Clínica do Departamento de Pacientes Graves do Hospital Israelita Albert Einstein (HIAE). Especialista em Nutrição Clínica pela Associação Brasileira de Nutrição (ASBRAN). Especialista em Nutrição Enteral e Parenteral pela Sociedade Brasileira de Nutrição Parenteral e Enteral (SBNPE/BRASPEN). Especialista em Vigilância Sanitária de Alimentos pela Universidade de São Paulo (USP). Especialista em Nutrição Clínica pelo GANEP Nutrição Humana.

Larissa Lins Magalhães

Pós-Graduação em Gestão de Saúde pela Fundação Getulio Vargas (FGV). MBA em Serviços de Alimentação pelo Centro Brasileiro de Estudos de Saúde (CEBES). Graduação em Nutrição pelo Centro Universitário São Camilo (CUSC). Graduação em Gastronomia pela Faculdade Anhembi Morumbi.

Luanye Karla Silva

Nutricionista Clínica do Hospital Sírio-Libanês (HSL). Graduada em Nutrição pela Universidade Municipal de São Caetano do Sul (USCS). Especialista em Saúde do Idoso pela Universidade Federal de São Paulo (Unifesp).

Maria das Dores Nascimento Mota

Graduação em Nutrição pela Universidade Nove de Julho (Uninove). Nutricionista com Atuação na Área Clínica Hospitalar. Pós-Graduação em Nutrição Humana Aplicada e Terapia Nutricional.

Mariana Staut Zukeran

Nutricionista do Hospital Israelita Albert Einstein (HIAE). Mestre em Ciências pelo Programa de Nutrição Humana Aplicada da Universidade de São Paulo (PRONUT-USP). Especialista em Nutrição Clínica pela Associação Brasileira de Nutrição (ASBRAN). Especialização em Nutrição em Gerontologia pelo Hospital das Clínicas da Faculdade de Medicina da Universidade de São Paulo (HCFMUSP). Especialização em Nutrição Clínica Funcional pela Universidade Cruzeiro do Sul (UNICSUL). Especialização em Saúde da Mulher no Climatério pela Faculdade de Saúde Pública da Universidade de São Paulo (FSP-USP). Especialização em Nutrição Clínica pelo GANEP Nutrição Humana.

Mariana Volante Gengo

Nutricionista pelo Centro Universitário São Camilo (CUSC). Pós--Graduação em Nutrição Clínica e Terapia Nutricional pelo GANEP Nutrição Humana. Especialista em Cardiopneumologia pelo Programa de Residência do Instituto do Coração do Hospital das Clínicas da Faculdade de Medicina da Universidade de São Paulo (InCor-HCFMUSP). Nutricionista Clínica no Hospital Beneficência Portuguesa (BP).

Marisa Chiconelli Bailer

Nutricionista graduada pelo Centro Universitário São Paulo (UNISP). Pós-Graduação em Nutrição em Gerontologia pelo Hospital das Clínicas da Faculdade de Medicina da Universidade de São Paulo (HCFMUSP). Pós-Graduação em Nutrição Clínica pelo GANEP Nutrição Humana. Nutricionista Líder do Hospital Samaritano de São Paulo.

Neusa de Jesus Pires Unger

Nutricionista pela Universidade de Mogi das Cruzes (UMC). Especialista em Nutrição Humana Aplicada e Terapia Nutricional pelo Instituto de Metabolismo e Nutrição (IMEN). Curso Técnico em Nutrição pela Escola Técnica Estadual (ETEC) Júlio Mesquita. Experiência na Área Hospitalar em Clínica, Produção, Ambulatório e Lactário. Atualmente no Hospital Sepaco.

Nívea Aparecida Silva Finetto

Bacharel em Nutrição pelo Centro Universitário São Camilo (CUSC). Iniciação Científica pela Universidade de São Paulo (USP) na Área de Biologia Molecular.

Talita da Costa Casimiro

Nutricionista com Atuação na Área Clínica Hospitalar. Pós-Graduação em Nutrição Clínica e Terapia Nutricional pelo GANEP Nutrição Humana.

Vivian Serra da Costa

Nutricionista Clínica do Hospital Israelita Albert Einstein (HIAE). Especialista em Nutrição nas Doenças Crônicas Não Transmissíveis pelo Instituto Israelita de Ensino e Pesquisa Albert Einstein (IIEPAE). Especialista em Gerontologia pelo Hospital das Clínicas da Faculdade de Medicina da Universidade de São Paulo (HCFMUSP).

APRESENTAÇÃO

A população mundial com idade acima de 60 anos vem aumentando exponencialmente desde a década de 1980 e esse cenário tende a se intensificar nos próximos anos, tendo em vista a queda da taxa de fecundidade e o aumento da expectativa de vida.

Nesse contexto, o atendimento nutricional especializado às necessidades da população idosa é de suma importância e os profissionais nutricionistas devem estar aptos a reconhecer as características fisiológicas, psicológicas e socioeconômicas inerentes a esse grupo, a fim de oferecer uma terapia nutricional individualizada, contribuindo para o melhor desfecho clínico e melhora da qualidade de vida dessa população.

Neste manual, serão abordadas questões práticas do atendimento nutricional ao idoso, saudável ou enfermo, esteja esse em atendimento hospitalar ou ambulatorial.

As editoras

PREFÁCIO

Atualmente, o Brasil passa por momento de avançado estágio de transição nas taxas de mortalidade e fertilidade, o que nos possibilita, de modo assertivo, prever a distribuição etária e o tamanho da população nas próximas décadas.

O Ministério da Saúde refere que o Brasil era responsável pela quinta maior população idosa do mundo em 2016 e, segundo o Instituto Brasileiro de Geografia e Estatística (IBGE), esse número chegou a 29,6 milhões de pessoas com mais de 60 anos.

Visto esse cenário, podemos constatar o aumento no número de pacientes geriátricos com internação hospitalar ou em casas de longa permanência, apresentando estado nutricional debilitado ou crítico. Assim, é importante que as alterações do envelhecimento sejam identificadas precocemente, de maneira diferenciada dos sinais clínicos de desnutrição, para identificarmos oportunidades de recuperação do estado nutricional. O envelhecimento, apesar de ser um processo natural, submete o organismo a alterações anatômicas, funcionais, bioquímicas e psicológicas, influenciando as condições de saúde e nutrição.

A elevada incidência de doenças e alterações associadas à mudança no estilo de vida do paciente geriátrico determina uma prevalência crescente nos distúrbios nutricionais.

As suspeitas de pacientes geriátricos desnutridos com necessidade de terapia nutricional podem ser confirmadas ou diagnosticadas por meio da histórica clínica, exame físico e dados laboratoriais.

Estudos relatam que, atualmente, tanto a desnutrição como a obesidade acometem esses pacientes, porém, apesar da desnutrição estar associada à mortalidade, a obesidade tem sido observada e discutida em função da sua presença crescente nessa população, com importantes repercussões clínicas.

A abordagem por equipe multidisciplinar e o manejo precoce com diferentes visões, de maneira integrativa, otimizam as condutas de modo eficaz e seguro.

A avaliação funcional e nutricional detalhada possui importância indiscutível para a identificação do declínio funcional, que leva ao agravamento de limitações e, por consequência, à perda de independência e autonomia.

A experiência das editoras, fundamentadas em uma abordagem atualizada, contribuiu para a concepção deste manual, que objetiva apoiar as equipes multidisciplinares no planejamento do cuidado e manejo das boas práticas assistenciais ao paciente geriátrico.

Ariane Nadolskis Severine
Nutricionista pelo Centro Universitário São Camilo (CUSC)

Mestre em Ciências da Saúde pela
Universidade Federal de São Paulo (Unifesp)

Especialista em Gestão da Atenção à
Saúde pela Fundação Dom Cabral

Especialista em Nutrição Clínica pela
Associação Brasileira de Nutrição (ASBRAN)

SUMÁRIO

1. **Alimentação Saudável, 1**
   Grasiela Konkolisc Pina de Andrade
   Juliana Bonfleur Carvalho Pohlmann
   Marcela Taleb Haddad

2. **Recomendações Nutricionais I, 27**
   Ana Cristina Dias de Vasconcelos
   Alexandra Coelho de Sousa Lopes
   Nívea Aparecida Silva Finetto

3. **Recomendações Nutricionais II, 43**
   Ana Cristina Dias de Vasconcelos
   Alexandra Coelho de Sousa Lopes
   Nívea Aparecida Silva Finetto

4. **Rastreamento Nutricional, 55**
   Ana Paula Alves Silva Bighetti
   Elci Almeida Fernandes

5. **Avaliação Antropométrica e Composição Corporal, 73**
   Ana Paula de Almeida Marques
   Mariana Staut Zukeran
   Vivian Serra da Costa

6. **Sarcopenia, 99**
   Maria das Dores Nascimento Mota
   Talita da Costa Casimiro

7. **Gastronomia Hospitalar Voltada ao Idoso, 115**
   Larissa Lins Magalhães
   Fernanda Rodrigues Alves
   Glaucia Rodrigues Lazo

8. Disfagia e Consistência de Dietas, 131
Claudia Gonçalves Cogo
Marisa Chiconelli Bailer
Cintia Matsuda Toledo

9. Vias de Alimentação e Especificidade das Fórmulas para Idosos, 147
Luanye Karla Silva
Bruna Witts

10. Desnutrição e Obesidade, 161
Cristina Coura Napoleão
Neusa de Jesus Pires Unger
Juliana Martins Cano

11. Doenças Crônicas I, 177
Andrea Galdino Figueiredo
Mariana Volante Gengo
Cristiane Almeida Hanashiro

12. Doenças Crônicas II, 195
Andrea Galdino Figueiredo
Mariana Volante Gengo
Cristiane Almeida Hanashiro

13. Principais Lesões de Pele no Paciente Geriátrico, 213
Julieta Regina Moraes
Amanda Cristina Maria Aparecida Gonçalves Brandão

14. Alimentação nas Alterações Neurodegenerativas, 233
Elci Almeida Fernandes

15. Cuidados Paliativos, 247
Elci Almeida Fernandes

16. Indicadores de Qualidade Aplicados ao Paciente Idoso, 263
Érika Suíter
Juliana Bonfleur Carvalho Pohlmann
Grasiela Konkolisc Pina de Andrade

Índice remissivo, 275

capítulo 1

Alimentação Saudável

- Grasiela Konkolisc Pina de Andrade
- Juliana Bonfleur Carvalho Pohlmann
- Marcela Taleb Haddad

Envelhecimento da População

A população global com idade igual ou superior a 60 anos totalizou 962 milhões em 2017, mais do dobro do que em 1980, quando havia 382 milhões de pessoas idosas em todo o mundo. Estima-se que o número de idosos dobre novamente em 2050, quando se prevê que ele atinja quase 2,1 bilhões. Em 2030, acredita-se que população idosa irá superar a de crianças menores de 10 anos; em 2050, as projeções indicam que haverá mais pessoas idosas com 60 anos ou mais do que adolescentes e jovens entre 10-24 anos.[1,2]

No Brasil, em 2020, os idosos chegarão a 25 milhões de pessoas, em uma população de 219,1 milhões. Eles representarão 11,4% da população. Em 1940, a expectativa de vida era de 45,5 anos. Em 1960, aumentou para 52,5 anos. E, em 2016, chegou a 75,8 anos. Ao todo, a expectativa de vida aumentou 30,3 anos entre 1940 e 2016.[3]

Devido às sucessivas quedas das taxas de fecundidade e à diminuição gradativa das taxas de mortalidade registradas nas últimas décadas, estudos mostram que é irreversível o envelhecimento da população brasileira.[3,4]

MANUAL PRÁTICO DE ASSISTÊNCIA NUTRICIONAL AO PACIENTE GERIÁTRICO

Nesse contexto, o atendimento nutricional especializado às necessidades da população idosa é de suma importância e os profissionais devem estar aptos a distinguir o que caracteriza a senescência – alterações funcionais e anatômicas que ocorrem naturalmente no organismo com o decorrer do tempo, e a senilidade – alterações produzidas pelas várias doenças que podem acometer o idoso. Tendo em vista que ambas, senescência e senilidade, podem afetar o estado nutricional do idoso.[4-6]

Alterações no Envelhecimento

As alterações ocorrem de maneira natural, são progressivas e irreversíveis. Incluem modificações da composição corporal, redução da capacidade funcional, alterações de processos metabólicos, do funcionamento do trato digestório, além de mudanças comportamentais e psicossociais.[5,7]

Alteração da composição corporal e metabolismo basal

Com o envelhecimento, ocorre principalmente um aumento progressivo da gordura corporal, redução da massa magra e do metabolismo basal com consequente comprometimento da capacidade funcional e autonomia do idoso. Além disso, a redução da massa magra leva a uma diminuição da água corporal total em torno de 15 a 20%, o que somado à diminuição do reflexo de sede, deixa o idoso mais suscetível às complicações decorrentes de perdas hídricas.[5,7]

O que fazer?

- Estimular o consumo proteico com fontes alternativas de alimentos e variação de preparações (como receitas com soja e outras leguminosas, ovos, diferentes tipos de corte e preparo de carne, frango e peixe etc.), de forma a garantir a inclusão de fontes de proteína nas três principais refeições do dia.

- Incentivar a realização de atividade física de acordo com as limitações e preferências de cada idoso.

- Estimular o aumento do aporte hídrico, incentivando a ingestão de sucos naturais, chás, águas saborizadas, frutas com alto teor de água e sopas, vide receita de gelinho de abacaxi com água de coco e hortelã (**Receita 1.1**) e de suchá de chá-verde com melancia e gengibre (**Receita 1.9**).

▶ 2

Receita 1.1. Gelinho de abacaxi com água de coco e hortelã

Ingredientes
- 400 mL de água de coco
- 1 abacaxi médio picado
- Hortelã a gosto
- Saquinhos plásticos para montar

Modo de preparo
No liquidificador bata a água de coco, o abacaxi e a hortelã. Coe e com a ajuda de um funil ou jarra com bico encha os saquinhos com o suco. Amarre e leve ao freezer para congelar por cerca de 4 horas.

Alteração dos sentidos

O envelhecimento promove alterações no olfato, paladar, visão e audição. No caso específico da alimentação, a disgeusia (alteração do paladar, com redução da sensibilidade pelos gostos primários, como doce, salgado, ácido e amargo) e a hiposmia (alteração do olfato) interferem diretamente no apetite e comportamento alimentar do idoso e são considerados alguns dos fatores mais relevantes na redução da ingestão alimentar dessa população.[5,7]

O que fazer?
- Aumentar o uso de temperos naturais que realcem o sabor e a aparência dos alimentos. Algumas especiarias e ervas podem ser usadas à vontade (vide **Quadro 12.3** no Capítulo 12 – Doenças Crônicas II).

Alterações do trato digestório

Com relação à cavidade oral, o envelhecimento leva a xerostomia (redução da secreção salivar) e, muitas vezes, a perdas dentárias, prejudicando o processo de mastigação e deglutição. Isso faz com que haja rejeição a alimentos importantes, como frutas, vegetais e carnes.[8]

Com relação ao funcionamento gástrico e intestinal, os idosos apresentam atrofia da mucosa do estômago com consequente redução da produção de ácidos clorídrico e fator intrínseco, além de um esvaziamento gástrico mais lento, redução dos movimentos peristálticos intestinais e capacidade absortiva. Essas alterações podem levar à saciedade precoce, constipação e prejuízo na absorção de nutrientes.[5,7]

O que fazer?

- Fornecer alternativas para abrandar os alimentos como preparações cozidas, picadas, raladas, desfiadas, batidas etc.
- Para melhora da xerostomia: utilizar balas sem açúcar e ingerir alimentos cítricos para aumentar a produção salivar. Preparações com molhos são mais fáceis de serem ingeridos do que alimentos secos.
- Para melhora do funcionamento intestinal: incluir preparações mais laxativas na alimentação, como verduras, legumes, leguminosas, frutas, cereais integrais, aveia e sementes como chia e linhaça (**Receitas 1.2** e **1.3**). Além disso, é importante estimular a ingestão hídrica e a prática de atividade física.

Receita 1.2. Suco laxativo

Ingredientes
- 200 mL de suco de laranja
- ½ mamão papaia
- 3 ameixas secas sem caroço

Modo de preparo
Bater todos os ingredientes no liquidificador.

Receita 1.3. Barrinha de cereal caseira

Ingredientes
- 1/4 de xícara de amêndoas
- 3/4 de xícara de quinoa em flocos
- 1/4 de xícara de sementes de chia
- ½ xícara de ameixas pretas (sem caroço)
- 1 colher de sopa de uvas passas
- 1 colher de sopa de castanha-do-pará ou nozes, picadas grosseiramente
- 1 colher de sopa de sementes de linhaça dourada ou gergelim
- 2 bananas amassadas (maduras)

Modo de preparo

Bata no processador as nozes, as amêndoas, a quinoa e a chia (lavada e escorrida). Acrescente as ameixas, as passas e a linhaça e bata mais. Por último, acrescente a banana amassada e bata até formar uma massa. Forre uma assadeira com papel-manteiga e espalhe a massa com uma espátula. Deixe lisinha e uniforme. Quebre uns pedacinhos de nozes/castanha-do-pará e coloque por cima pressionando com o dedo. Leve ao forno em 170 °C por 15 a 20 minutos. Retire do forno, deixe esfriar e corte as barrinhas do tamanho que quiser. Guarde em recipiente bem fechado, na geladeira.

Alimentação Saudável no Idoso

A alimentação adequada e saudável é primordial para que as doenças crônicas, como obesidade, anemia, hipertensão, diabetes, dislipidemias e seus agravos sejam evitados.[9]

Quando pensamos na pessoa idosa, temos que redobrar os cuidados quanto à quantidade e qualidade dos alimentos consumidos, devido à diminuição do metabolismo.[9,10] Além disso, é recomendado que as orientações nutricionais não tenham caráter proibitivo, mas que sirvam de suporte para o paciente e sua família, promovendo melhores escolhas alimentares.[11]

Seguem orientações importantes para manutenção de uma alimentação saudável no paciente geriátrico.

Fracionamento das refeições

- Dentro da rotina e hábitos do paciente, estimular que faça pelo menos três refeições (café da manhã, almoço e jantar) e pequenos lanches nos intervalos.

- Evitar refeições volumosas, optar por menores volumes mais vezes ao dia.

- Orientar mastigar bem os alimentos, prestando atenção no que é consumido. Engolir o alimento quando ele deixar de apresentar seu formato original, para facilitar o processo digestivo e otimizar a resposta de saciedade.

- Alimentar-se sempre no mesmo horário, para criar um hábito e evitar pular refeições.[9]

Cuidados quando há alterações na mastigação

- A forma de preparo, consistência, textura, tamanho dos alimentos e a quantidade que é levada à boca devem ser adaptados ao grau de limitação apresentado.

- Nesses casos, moer, ralar, picar em pedaços menores ou bater as preparações podem ser alternativas para facilitar o consumo, evitando a recusa da refeição e complicações como engasgos, aspiração ou asfixia durante a ingestão dos alimentos. Veja maiores informações no Capítulo 8 – Disfagia e Consistência de Dietas.[12]

Desestimular o uso de alimentos processados e ultraprocessados

- Os alimentos processados, que são fabricados pela indústria com adição de sal, açúcar ou outra substância de uso culinário, devem ser limitados a pequenas quantidades na alimentação, pois alteram de modo desfavorável a composição nutricional dos alimentos.[10]

O mesmo acontece no consumo dos produtos ultraprocessados, que são formulações industriais feitas inteiramente ou majoritariamente de óleos, açúcares, amidos, proteínas, gorduras hidrogenadas, corantes, aromatizantes e realçadores de sabor. Essas características, além de reduzirem a qualidade do alimento, levam ao consumo excessivo de calorias e itens que não são benéficos para a saúde[10] (**Figura 1.1**).

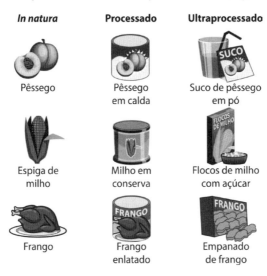

FIGURA 1.1. Alimentos processados e ultraprocessados.
Fonte: Adaptada de Ministério da Saúde, 2014.[10]

Variar os tipos de leguminosas e cereais

- Estimule a inclusão diária de alimentos do grupo dos cereais (arroz, milho, mandioca, cará, inhame), pois são importantes fontes de energia e dê preferência aos produtos integrais.
- Oriente o consumo de arroz e feijão pelo menos uma vez ao dia e, no mínimo, cinco vezes por semana: essa combinação garante o fornecimento de proteínas vegetais de boa qualidade e de baixo custo.
- O ideal é variar os tipos de feijões usados (branco, carioca, preto, verde) e usar, também, outros tipos de leguminosas, como lentilha (**Receita 1.4**), grão-de-bico (**Receita 1.5**), ervilha.[9]

Receita 1.4. Sopa de lentilha

Ingredientes
- 2 litros de água
- 300 g de carne picada (coxão mole ou patinho)
- 1½ xícaras de lentilha
- 1 abobrinha picada em cubinhos
- 1 prato fundo de escarola picada
- 1 cebola
- 3 dentes de alho
- Sal e salsinha a gosto

Modo de preparo

Deixar a lentilha de molho em água fervendo por aproximadamente 1 hora. Refogar a carne, com cebola e alho picados. Acrescentar os outros ingredientes, menos a escarola. Cozinhar na panela de pressão. Acrescentar a escarola e bater no liquidificador.

Receita 1.5. Salada de quinoa, grão-de-bico, tomate e manjericão

Ingredientes
- 1 xícara de quinoa cozida
- ¾ de xícara de grão-de-bico cozido
- ½ xícara de tomates cereja cortados ao meio
- Folhas de manjericão picados

Molho
- 2 colheres de sopa de azeite de oliva
- 1 colher de sopa de vinagre balsâmico
- 1 colher de chá de suco de limão
- 1 dente de alho picado ou espremido

- ¼ de colher de chá de orégano seco
- Sal e pimenta do reino

Modo de preparo

Coloque a quinoa, o grão-de-bico, os tomates e o manjericão em uma tigela e misture. Adicione os ingredientes do molho em um recipiente pequeno e bata até emulsionar. Cubra a salada com o molho e misture. Espere tomar gosto por 20 a 30 minutos antes de servir.

Desestimular o consumo de sal e açúcar à mesa

Com o processo de envelhecimento, ocorrem mudanças naturais na intensidade de percepção do sabor. Devido a alterações nas papilas gustativas, a tendência da pessoa idosa é adicionar mais açúcar, sal e outros condimentos para temperar os alimentos.

- A mastigação adequada estimula a produção de saliva e mantém os alimentos em contato com a superfície da língua por mais tempo, favorecendo a percepção do sabor.
- Para manter o sabor dos alimentos agradável e diminuir o uso do sal, é recomendado o uso de temperos naturais, como alho, cebola e ervas.
- Evitar o uso de sal e açúcar à mesa e o excesso de sal no preparo dos alimentos contribui para o controle do consumo.[9,11]

Seguem estratégias para reduzir o consumo de sódio e manter o sabor das preparações (**Receitas 1.6 e 1.7**).

Receita 1.6. Gersal

Ingredientes
- 1 xícara de sal
- 1 xícara de gergelim branco
- 1 xícara de manjericão

Modo de preparo

Bater tudo no liquidificador e armazenar em um porte de vidro. Utilizar no lugar do sal comum em qualquer preparação, desde salada, arroz, frango, peixe, legumes etc. É possível substituir as ervas conforme preferência (alecrim, orégano, tomilho etc.).

Receita 1.7. Sal verde

Ingredientes
- 4 dentes de alho
- 1 cebola roxa
- ½ xícara de orégano seco
- ½ xícara de salsa desidratada
- ½ xícara de manjericão desidratado
- 1 kg de sal

Modo de preparo
Bater tudo no liquidificador e armazenar em um pote de vidro.

Comer diariamente legumes e verduras como parte das refeições e frutas nas sobremesas e lanches

- Estimule a variação da cor destes alimentos ao longo da semana e coma uma hortaliça verde diariamente, garantindo, assim, a recomendação da OMS que orienta o consumo de 400 g/dia de frutas, verduras e legumes.
- Inclua alimentos regionais e da safra (**Figura 1.2**), que são mais baratos e nutritivos. Além disso, esteja atento para o estado de conservação.[9,11,12]

▶ 10

Meses	Janeiro	Fevereiro	Março	Abril	Maio	Junho	Julho	Agosto	Setembro	Outubro	Novembro	Dezembro
Frutas												
Abacate	R	R	R	R	R	R	R	R	R	V	R	A
Abacaxi-pérola	R	R	A	R	R	R	R	R	R	A	V	V
Banana-prata	V	V	R	R	R	R	R	A	V	V	V	A
Goiaba	V	V	V	A	V	V	R	R	V	V	V	A
Kiwi	R	R	R	R	R	A	A	R	R	R	R	R
Laranja-pera	V	V	R	R	R	A	V	V	R	R	R	R
Laranja-lima	V	R	R	R	R	R	V	V	V	R	A	A
Limão-taiti	V	V	V	V	R	R	R	V	V	A	A	R
Maçã-gala	A	V	V	V	V	V	V	A	V	R	R	R
Mamão formosa	V	V	V	V	V	V	V	A	V	V	R	R
Manga palmer	V	V	A	R	R	R	V	V	V	A	R	R
Maracujá azedo	R	R	V	V	V	R	A	V	V	V	A	A
Melancia	V	A	A	V	V	V	R	R	V	A	A	V
Melão	V	V	V	R	R	V	V	A	A	R	R	V
Mexerica	R	R	R	R	V	R	A	R	V	V	A	R
Morango	V	V	V	R	A	V	R	R	A	V	R	R
Pera nacional	A	V	V	R	R	R	R	R	R	R	R	R
Pêssego nacional	A	V	V	V	R	R	R	R	R	A	A	V
Uva Rubi	A	V	V	R	R	R	R	R	R	R	R	R
Verduras/Legumes												
Abobrinha italiana	R	R	A	R	R	V	R	R	A	R	R	R
Abóbora japonesa	A	A	V	V	R	R	R	R	A	V	R	R
Acelga	V	V	A	R	V	V	V	R	R	A	V	V
Agrião	V	V	A	A	V	V	V	V	R	R	A	V
Alface	V	V	V	A	A	V	V	V	R	R	R	A
Batata doce	R	R	R	R	R	R	A	R	A	R	R	V
Batata nacional	V	V	V	A	R	R	R	R	R	A	V	V
Berinjela	V	V	V	R	R	R	V	V	R	R	V	V
Beterraba	V	V	V	A	A	R	R	V	V	V	V	R
Brócolis	R	R	R	A	A	V	V	V	R	R	R	V
Cenoura	A	R	V	R	A	A	R	R	A	V	A	A

(Legenda de cores: V = verde, A = amarelo, R = vermelho)

FIGURA 1.2. Sazonalidade dos alimentos. (Continua)
Fonte: Adaptada de Ceagesp, 2018.

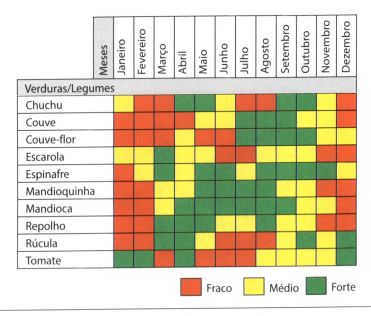

FIGURA 1.2. Sazonalidade dos alimentos. (Continuação)
Fonte: Adaptada de Ceagesp, 2018.

Consumir leite e derivados diariamente

- Incentive o idoso a optar por leite e derivados com menor teor de gordura: queijo branco, ricota ou queijo *cottage*, leite desnatado ou semidesnatado e iogurtes naturais sem adição de corantes e açúcar.

Escolher corretamente as carnes

- Oriente o consumo de peixe pelo menos 2 × por semana (**Receita 1.8**).
- Estimule a preferência para carnes vermelhas magras (filé mignon, alcatra, lagarto, patinho, coxão mole, coxão duro) ou frango (peito ou sobrecoxa), sem pele. Retire a gordura da carne antes da cocção e a pele do frango após estar pronto.
- O consumo de frituras deve ser desestimulado: preferir preparações assadas, grelhadas, ensopadas e cozidas.[9,11]

Receita 1.8. Peixe no papelote

Ingredientes
- 1 posta de peixe (pescada, linguado, Saint Peter etc.)
- ½ xícara de abobrinha cortada em cubos
- ½ cebola em cubos
- 4 tomates cereja ao meio
- 1 colher de sopa de suco de limão
- Azeite
- 20 g de ervas picadas variadas (manjericão, orégano, alecrim, salsa)

Modo de preparo

Faça papelote com papel-alumínio ou manteiga. Forre com a mistura de cebola, abobrinha e tomate e por cima coloque a posta de peixe. Tempere com um fio de azeite, suco de limão e por fim as ervas. Feche então o papelote deixando um espaço para o vapor cozinhar o peixe. Asse em forno médio por cerca de 10 minutos.

Beber pelo menos dois litros de água (6 a 8 copos) por dia

Com o consumo adequado de água, o intestino funciona melhor, a boca se mantém mais úmida e o corpo mais hidratado.

- Uma boa alternativa para atingir o consumo recomendado é utilizar, além de águas saborizadas e chás, sucos naturais sem adição de açúcar nos intervalos entre as refeições e sopas, conforme já citado (**Receita 1.9**).

- Bebidas açucaradas como refrigerantes e sucos artificiais não devem substituir a água. Sucos industrializados, mesmo nas versões *diet* ou *light*, não são indicados pois possuem corantes e conservantes, que em excesso são prejudiciais à saúde.[11,12]

Receita 1.9. Suchá de chá-verde com melancia e gengibre

Ingredientes
- 2 colheres de chá-verde (folhas secas)
- 200 mL de água
- 3 rodelas de gengibre sem casca
- 1 fatia de melancia
- Gelo a gosto

Modo de preparo

Ferva a água. Desligue o fogo e coloque as folhas do chá-verde. Abafe por aproximadamente 10 minutos. Coe. Em um liquidificador, bata o gelo, o chá, gengibre e a melancia. Beba em seguida.

Como utilizar os alimentos funcionais de forma prática na sua alimentação

Os alimentos funcionais caracterizam-se por oferecer efeitos benéficos à saúde, além do seu valor nutritivo e suas funções nutricionais básicas, podendo desempenhar um papel potencialmente benéfico na redução do risco de doenças crônicas degenerativas, como câncer e diabetes, dentre outas. É importante que o consumo desses alimentos seja regular a fim de que seus benefícios sejam alcançados.

Azeite de oliva extravirgem (acidez < 1%)

Fonte de gorduras monoinsaturadas, vitamina E e antioxidantes. Prefira o azeite para o tempero da salada.

Linhaça e chia

Fontes de fibras e ômega-3. Utilize na forma triturada sobre frutas, iogurtes, sucos ou saladas.

Abacate

Fonte de gorduras monoinsaturadas, vitamina E e antioxidantes. Além disso, é um alimento macio de fácil ingestão e aceitação pelos idosos.

Chocolate amargo (> 70% cacau)

Quando sentir necessidade de comer um doce, prefira 20 g de chocolate amargo. Esse consumo não tem um aporte calórico excessivo e contém numerosos antioxidantes, como polifenóis e protoantocianidinas.

Castanhas, amêndoas e nozes

Fonte de gorduras monoinsaturadas e minerais variados conforme o tipo. Porém, atenção à quantidade consumida, devido ao alto valor calórico (**Receita 1.10**). Orientar o consumo individualizado.[14]

Receita 1.10. Bolo integral com castanhas-do-pará

Ingredientes
- ½ xícara (chá) de azeite
- 3 ovos
- 1 xícara (chá) de farinha integral
- 1 xícara (chá) de aveia em flocos finos
- ½ xícara (chá) de açúcar mascavo
- 1 colher (sobremesa) de canela em pó
- 1 colher (chá) de bicarbonato de sódio
- 1 colher (sobremesa) de fermento em pó
- 3 maçãs com casca cortadas em cubos
- 3 bananas nanicas fatiadas
- ½ xícara (chá) de castanhas picadas
- ½ xícara de uva passa
- Canela para polvilhar

Modo de preparo

Misture todos os ingredientes à mão ou na batedeira, deixando as castanhas por último. A massa fica bem grossa. Coloque em uma forma de aproximadamente 27 cm de diâmetro, ou retangular, untada e enfarinhada e leve para assar em forno médio por mais ou menos 40 minutos.

Fatores que Favorecem a Alimentação Saudável

Planejamento adequado das refeições

O planejamento evita desperdícios e auxilia a ter todos os alimentos disponíveis para que as refeições não sejam substituídas por lanches, alimentos processados ou ultraprocessados.

- Oriente a realização de uma lista de compras antes de ir ao supermercado, que ajudará a evitar as compras por impulso.
- Os alimentos devem ser guardados em locais de fácil acesso, que não exijam esforço físico exagerado e não apresentem risco de queda para o idoso.
- Facilite a identificação dos produtos.
- Compartilhe com a pessoa idosa também as atividades domésticas que antecedem ou sucedem o consumo das refeições.[12]

Leitura do rótulo dos alimentos

- Importante para consumir os alimentos dentro da validade.
- Permite verificar e evitar alimentos com grande quantidade de sódio, gordura, açúcar, corantes e conservantes, bem como a quantidade de calorias por porção.
- Auxilia na comparação entre produtos similares e para fazer a melhor escolha de acordo com orçamento disponível.
- Ajuda a preparar o alimento adequadamente.

Com relação à lista de ingredientes, atentar-se aos seguintes fatores (**Figura 1.3**):

- Os ingredientes são listados em ordem do que há em maior quantidade naquele alimento para o que há em menor quantidade.
- Quanto menor a lista de ingredientes, menor a quantidade de aditivos no produto e, portanto, melhor a qualidade.

ALIMENTAÇÃO SAUDÁVEL

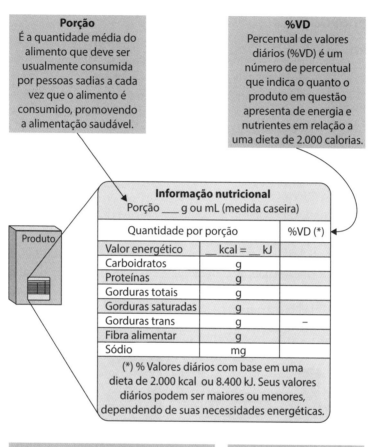

FIGURA 1.3. Modelo de rótulo de alimentos.
Fonte: Adaptada de ANVISA, 2014.[15]

Local das refeições
- Deve ser agradável, limpo, arejado e com boa luminosidade.
- Sempre que possível, estimular o idoso a se alimentar em companhia, com familiares, amigos ou cuidadores.
- Orientar para o idoso não se envolver em outras atividades enquanto estiver se alimentando, como assistir televisão, usar celulares e computadores.[11,12]

Autonomia no momento de se alimentar
Algumas medidas permitem que o idoso tenha mais autonomia ao realizar as refeições, tais como:
- Promover contraste de cor entre a toalha de mesa e utensílios.
- Selecionar utensílios mais adequados (**Figura 1.4**):
  - Substitua o copo por canecas ou xícaras com alça maior.
  - Utilize canecas com tampa e canudos para evitar derramamento.
  - Talheres com cabos mais grossos e mais leves facilitam o manuseio durante a refeição.[9,12]

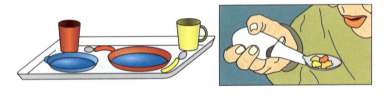

FIGURA 1.4. Utensílios que auxiliam os idosos na realização das refeições.

Orientações sobre a Montagem do Prato
O almoço e o jantar devem conter
- **Uma fonte de proteína**, como ovo, carne vermelha, frango ou peixe grelhados, assados, cozidos, refogados ou ensopados.
- **Uma fonte de carboidrato**, como arroz e massas simples de preferência integral, batata e purê de batata-inglesa/doce, quinoa, mandioca, mandioquinha, cará, inhame, pão, torrada ou milho.

ALIMENTAÇÃO SAUDÁVEL

- **Uma fonte de leguminosas**, como feijão-carioca, branco ou preto, ervilha, lentilha ou grão-de-bico.
- **Verduras e legumes crus e cozidos**, como alface, agrião, rúcula, acelga, almeirão, couve, chuchu, escarola, espinafre, repolho, abobrinha, beterraba, brócolis, berinjela, couve-flor, aspargos, pepino, tomate, palmito, vagem, quiabo, cenoura, abóbora etc.
- **Frutas variadas**, como banana, maçã, pera, uva, laranja, mexerica, romã, cereja, melancia, melão, maracujá, manga, nectarina, ameixa, pêssego, morango, kiwi, jabuticaba, goiaba etc. Evite tomar sucos durante as refeições, o ideal é optar pela a fruta *in natura*.

Observação: O jantar pode ser substituído por sanduíche ou sopa, conforme hábito ou preferência do idoso, porém deve contemplar os grupos alimentares citados acima. Na **Tabela 1.1**, exemplos de cardápio e, na **Figura 1.5**, vemos exemplos do prato ideal.

Tabela 1.1. Exemplo de cardápio

Refeição	Opção 1	Opção 2	Opção 3
Café da manhã	Pão francês Manteiga Café com leite	Iogurte natural Farelo de aveia Banana picada	Torrada Ovo mexido Café
Lanche da manhã	Mamão	Torrada Queijo branco	Iogurte natural Morango picado
Refeição			
Almoço	Carne vermelha, peixe, frango ou preparações com ovos (25% do prato)		
	Escolha 1 preparação: arroz, batata-inglesa/doce, milho, mandioca, cará, inhame, quinoa ou massa simples + Escolha 1 preparação: feijão-carioca/branco/preto/verde, lentilha, ervilha ou grão-de-bico (25%do prato)		
	Verduras cruas e cozidas, legumes crus e cozidos variados (exceto batata, mandioca, mandioquinha, cará, inhame) (50% do prato)		

(Continua)

Tabela 1.1. Exemplo de cardápio (Continuação)

Refeição	Opção 1	Opção 2	Opção 3
Lanche da tarde	Iogurte natural Nozes trituradas	Café com leite Bolo simples	Pão de forma integral Queijo *cottage* Chá de ervas
Jantar	Igual ao almoço	Salada colorida (com legumes e verduras variados) + Sanduíche, contendo: Pão sírio ou pão de forma integral ou pão francês ou tapioca Recheio (1 opção): rosbife ou carne moída/frango desfiado/atum ou sardinha/ovo mexido ou omelete	Sopa, contendo: • 1 fonte proteica: carne ou frango desfiado/em cubos ou batido na sopa • Verduras e legumes • 1 opção: arroz, de preferência integral, mandioquinha, batata, mandioca, inhame, macarrão. Ou consumir a sopa com torrada/*croutons* ou pão de forma tostado
Ceia	Torrada com queijo branco Chá de ervas	Fruta	Vitamina de abacate ou outra fruta

Observação: O cardápio acima é qualitativo e trata-se de um exemplo de alimentação saudável, voltado a um idoso sem comorbidades, e deve ser adaptado de acordo com as necessidades nutricionais, condições de saúde, preferências alimentares e hábitos de vida de cada indivíduo.

ALIMENTAÇÃO SAUDÁVEL

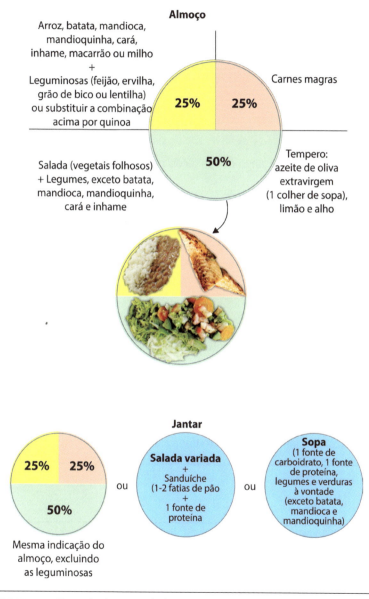

FIGURA 1.5. Exemplo de prato ideal.
Fonte: Adaptada de Akbaraly, et al., 2011 e Ministério da Saúde, 2014.

Outras receitas sugeridas

Receita 1.11. Sopa primavera

Ingredientes
- 2 litros de água
- 2 peitos de frango em pedaços
- 2 tomates
- 2 batatas
- 1 cenoura
- 1 cebola
- 1 xícara de alho-porro picado
- 1 xícara de ervilha fresca
- 1 xícara de alface
- 100 g de vagem picada
- Sal e manjericão a gosto

Modo de preparo

Refogar os peitos de frango com cebola e alho picados. Colocar tomate, alho-porro, batata, cenoura, ervilha, vagem picadas em cubinhos e 2 litros de água. Cozinhar por 10 minutos na panela de pressão. Acrescentar a alface crua e os temperos e bater no liquidificador.

Receita 1.12. Sorvete de banana com morango

Ingredientes
- 3 bananas congeladas
- 8 morangos congelados

Modo de preparo

Leve as bananas e os morangos ao liquidificador e bata em alta velocidade até obter um creme homogêneo. Retire e coloque em uma taça. Caso queira, pode acrescentar rodelas de banana fresca, fatias de morango ou folhas de menta para decorar.

Receita 1.13. Sanduíche natural de cenoura e ovo

Ingredientes
- 2 fatias de pão de forma integral
- 1 colher de sopa de queijo *cottage*
- 1 cenoura ralada
- 2 ovos cozidos em rodelas
- 2 folhas de alface
- Orégano e salsinha a gosto

Modo de preparo

Disponha os ingredientes um a um no pão. Tempere com salsinha e orégano e sirva.

REFERÊNCIAS BIBLIOGRÁFICAS

1. United Nations, Departament of Economic and Social Affairs, Population Division. World population ageing 2017. [Acesso em 30 dez 2017]. Disponível em: http://www.unpopulation.org.
2. Abd Aziz NAS, Teng NIMF, Abdul Hamid MR, Ismail NH. Assessing the nutritional status of hospitalized elderly. Clin Interv Aging 2017 Out; 4(12):1615-25.

3. Instituto Brasileiro de Geografia e Estatística (IBGE). Censo, 2010. [Acesso em 13 de janeiro de 2018]. Disponível em: <http://censo2010.ibge.gov.br/>.

4. Magnoni D, Kovacs C, Mota ICP, Oliveira PA. Envelhecimento, sarcopenia e nutrição: uma abordagem teórico-prática. Rio de Janeiro: DOC Content; 2017. 324 p.

5. Ferreira CD, Neta EAS, Fernandes KGS, Garcêz LIS, Nishimura LS, Feitosa MM. Coleção Manuais da nutrição: ciclos da vida. Salvador: Sanar; 2016.

6. Celano RMG, Loss SH, Negrão RJN. Terapia nutricional para pacientes na senescência (geriatria). In: Sociedade Brasileira de Nutrição Parenteral e Enteral, Colégio Brasileiro de Cirurgiões Sociedade Brasileira de Clínica Médica, Associação Brasileira de Nutrologia. DITEN: projeto diretrizes, 2011. [Acesso em 16 de junho de 2018]. Disponível em: https://diretrizes.amb.org.br/_BibliotecaAntiga/terapia_nutricional_para_pacientes_na_senescencia_geriatria.pdf.

7. Marucci MFN, Alves RP, Gomes MMBC. Nutrição na geriatria. In: Silva SMCS, Mura JDP. Tratado de alimentação, nutrição e dietoterapia. 3ª edição. São Paulo: Roca, 2016.

8. Gomes AP, Soares ALG, Gonçalves H. Baixa qualidade da dieta de idosos: estudo de base populacional no sul do Brasil. Cien Saude Colet 2016 Nov; 21(11):3417-28.

9. Prefeitura de Belo Horizonte/Secretaria Municipal Adjunta de Segurança Alimentar e Nutricional [homepage na internet]. Alimentação saudável: sempre é tempo de aprender [acesso em 20 jan 2018]. Disponível em: www.pbh.gov.br/smaab/cartilhas/alimentacao_saudavel_idoso.pdf

10. Brasil. Ministério da Saúde. Secretaria de Atenção à Saúde. Departamento de Atenção Básica. Guia alimentar para a população brasileira/Ministério da Saúde, Secretaria de Atenção à Saúde, Departamento de Atenção Básica. 2. ed. Brasília: Ministério da Saúde, 2014.

11. Moraes ALL, Zavatte CA, Barim EM, McLellan KCP, Cintra RMGC. Atenção nutricional ao adulto e idoso. In: Gomes CB, Barim EM. Manual prático de atendimento nutricional na atenção primária. Botucatu: FMB/IBB UNESP; 2017. p. 41-9.

12. Brasil. Ministério da Saúde. Secretaria de Atenção à Saúde. Departamento de Atenção Básica. Alimentação saudável para a pessoa idosa: um manual para profissionais de saúde/Ministério da saúde, Secretaria de Atenção à Saúde, Departamento de Atenção Básica. Brasília: Editora do Ministério da Saúde, 2010.

13. Companhia de Entrepostos e Armazéns Gerais de São Paulo (CEAGESP) [homepage na internet]. Sazonalidade dos produtos comercializados no ETSP [acesso em 20 jan 2018]. Disponível em: http://www.ceagesp.gov.br/wp-content/uploads/2015/05/produtos_epoca.pdf

14. Paschoal V, Naves A, Fonseca, ABBL. Nutrição Clínica Funcional dos Princípios à Prática Clínica. 2ª Edição. São Paulo: VP Editora; 2014.
15. Brasil. Ministério da Saúde. Agência Nacional de Vigilância Sanitária (ANVISA)/Universidade de Brasília. Guia Alimentar para a População Brasileira: Ministério da Saúde, 2014.
16. Akbaraly, T.N., et al., Alternative Healthy Eating Index and mortality over 18 y of follow-up: results from the Whitehall II cohort. Am J Clin Nutr, 2011. 94(1): p. 247-53.
17. Harvard School of Public Health. Healthy Eating Plate vs. USDA's MyPlate. [Acesso em 10 de dez de 2018]. Disponível em: http://www.hsph.harvard.edu/nutritionsource/healthy-eatingplate-vs-usda-myplate/.

capítulo 2

Recomendações Nutricionais I

- Ana Cristina Dias de Vasconcelos
- Alexandra Coelho de Sousa Lopes
- Nívea Aparecida Silva Finetto

A nutrição desempenha um papel essencial na saúde sendo crucial para um envelhecimento saudável e qualidade de vida, por outro lado uma alimentação inadequada é um problema comum que afeta o estado físico e funcional dos idosos. Devido às particularidades que ocorrem no processo de envelhecimento faz-se necessário adotar recomendações nutricionais especificas para o idoso.[1]

Pirâmide Alimentar do Idoso

A pirâmide alimentar adaptada para a população idosa americana é um guia alimentar que enfatiza a importância de uma alimentação saudável e equilibrada para um envelhecimento bem-sucedido. A partir desse guia, foram elaboradas recomendações para idosos brasileiros, uma vez que não temos desenvolvido uma pirâmide específica para essa população.[2]

Os grupos de alimentos que compõe a referida pirâmide são assim representados: ingestão de líquidos saudáveis, como água (no primeiro nível da base da pirâmide), cereais, pães preferencialmente integrais, tubérculos, raízes, hortaliças, frutas, leguminosas, leite e derivados, carnes e ovos, açúcares e doces, gorduras e óleos (distribuídos horizontalmente, no corpo da pirâmide alimentar), e vitaminas e sais minerais (no topo da pirâmide, representados por uma bandeira que destaca o consumo de cálcio, vitamina B12 e vitamina D).[2]

Essa pirâmide destaca-se, pois em sua base está o consumo de água que, quando inadequado no idoso, pode causar desde prejuízos momentâneos como desequilíbrio de eletrólitos, até insuficiência renal com necessidade de tratamento dialítico.[2,3] (**Figura 2.1**)

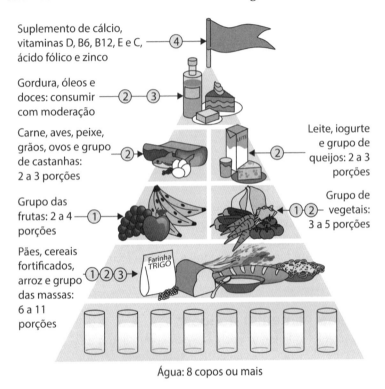

FIGURA 2.1. Representação gráfica da pirâmide dos idosos.
Fonte: Campi, et al., 2012.

Recomendações Nutricionais de Macronutrientes

Energia

Na impossibilidade de adotar os métodos de calorimetria direta e indireta na prática clínica, algumas equações têm sido sugeridas para estimar a taxa de metabolismo basal (TMB), como as propostas por Harris-Benedict (1919) (**Tabela 2.1**). Apesar superestimar em cerca de 6% a TMB, é a mais utilizada para cálculo das necessidades de energia de indivíduos saudáveis. Para o cálculo do gasto energético total (GET), multiplica-se a TMB pelo fator atividade, o fator lesão (em presença de doenças ou estresse fisiológico) e o fator térmico[5,6] (**Tabela 2.2**).

Tabela 2.1. Equação da taxa metabólica basal de Harris & Benedict

Taxa metabólica basal (Kcal/dia)	Fórmula
Homens	66 + (13,7 × peso em kg) + (5 × estatura em cm) − (6,8 × idade em anos)
Mulheres	655 + (9,6 × peso em kg) + (1,7 × estatura em cm) − (4,7 × idade em anos)

Fonte: Adaptada de Ranzani, et al., 2013 e Munford, 2015.

Tabela 2.2. Fatores para o cálculo do gasto energético total (GET)

Fator atividade (FA)	Fator lesão (FL)	Fator térmico (FT)
Acamado: 1,2	Paciente não complicado: 1,0	38 °C: 1,1
Acamado + móvel: 1,25	Pós-operatório câncer: 1,1	39 °C: 1,2
Ambulante: 1,3	Fratura: 1,2	40 °C: 1,3
	Sepse: 1,3	41 °C: 1,4
	Peritonite: 1,4	
	Multitrauma reabilitação: 1,5	
	Multitrauma + Sepse: 1,6	
	Queimado grave: 1,5 a 2,0	

Fonte: Adaptada de Ranzani, et al., 2013 e Munford, 2015.

Outra alternativa para cálculo do GET é o uso das fórmulas de bolso, conforme a **Tabela 2.3**.

Tabela 2.3. Recomendações calóricas para idosos

Estado nutricional	Kcal/kg/dia
Sobrepeso/Obesidade	14-20
Eutrofia	25-30
Baixo peso	32-38
Estado crítico	24-36

Fonte: Espen, 2006.

Carboidratos

Os carboidratos são compostos abundantes na natureza, sendo apenas superados pela água e, por isso, são amplamente consumidos na dieta humana.[8]

Dentre as suas principais funções, está o fornecimento de cerca de 50 a 70% da energia proveniente da dieta humana, uma forma de depósito de energia no corpo.

Fontes alimentares de carboidratos: cereais (como aveia, milho, trigo, arroz, cevada, centeio), tubérculos (como batata, mandioca, mandioquinha, cará, inhame), açúcares e mel[8] (**Receita 2.1**).

Os carboidratos devem corresponder a aproximadamente 50 a 60% do valor energético total ingerido pelo idoso ou entre 45 e 65%, pela variação da distribuição aceitável de macronutrientes (AMDR) em ambos os sexos. A Recommmended Dietary Allowance (RDA) de carboidratos para homens e mulheres de 51 anos ou mais é de 130 g/dia e a Estimated Average Requirement (EAR) é de 100 g/dia. É importante ressaltar ainda que a OMS, em 2003, preconizou que a ingestão de açúcar simples deve ser inferior a 10% do valor energético total.[9]

 Receita 2.1. Caldo verde com inhame

Ingredientes
- 8 inhames
- ½ cebola média
- 1 dente de alho
- Sal a gosto

- Cheiro-verde a gosto
- ¼ maço de couve picada

Modo de preparo

Descascar os inhames e coloca-los para cozinhar na panela de pressão cobertos por água. Cozinhar por aproximadamente 20 minutos, após pressão e, após cozidos, bater junto com água no liquidificador e reservar. Refogar a cebola e o alho no azeite até dourar e despejar os inhames já batidos. Acrescentar um pouco de sal e aguardar a fervura. Após, acrescentar a couve (já higienizada) cortada bem fininha e, por fim, acrescentar o cheiro-verde.

Proteínas

As proteínas são as macromoléculas biológicas mais abundantes e representam o principal componente estrutural e funcional de todas as células do organismo. Mesmo diante da alta diversidade de enzimas e outras proteínas no organismo, quase 50% do conteúdo proteico total encontrado no ser humano é composto, basicamente, por quatro proteínas (miosina, actina, colágeno e hemoglobina).[10]

A alimentação, em seres humanos, tem como resultado o aumento da síntese proteica. O tipo de proteínas ingerido tem um efeito direto nesse aumento, por exemplo: o consumo de proteínas de alto valor biológico, que é uma proteína completa, pois em sua composição possui aminoácidos essenciais em proporções adequadas, sendo encontradas nas proteínas das carnes, aves, peixes, ovos e leite (vide **Receita 2.2**). Já as proteínas de baixo valor biológico não têm em sua composição a proporção adequada de aminoácidos essenciais, tendo como fontes alimentares principal as leguminosas (feijão, ervilha, lentilha, soja, grão--de-bico). Os aminoácidos essenciais não são sintetizados pelo organismo, mas são indispensáveis para seu funcionamento adequado e para a síntese de outros aminoácidos. São eles: valina, leucina, triptofano, isoleucina, metionina, fenilalanina, treonina, histidina, lisina.[11,12]

No processo de envelhecimento, a síntese de algumas proteínas no tecido muscular fica diminuída. Entretanto, no nível corporal, uma vez corrigida a quantidade de massa magra, a síntese e a degradação proteicas totais não diferem entre jovens ou idosos saudáveis.[11]

Em 2013, a EUGMS (União Europeia de Medicina Geriátrica) criou o grupo de estudo Prot-Age, que revisou necessidades de ingesta proteica. Enquanto, atualmente, tais recomendações são de 0,8 g/kg/dia para adultos, Prot-Age defende, para idosos, 1-1,2 g/kg/dia (≥ 1,2 g/kg/dia para quem pratica exercícios); 1,2-1,5 g/kg/dia para padecentes de certas doenças crônicas (exceto nefropatas, com taxa de filtração glomerular < 30 mL/min/1,73 m², sem diálise) ou para idosos em geral. Idosos com doenças graves e desnutrição necessitam de 2 g/kg/dia de proteínas.[13,14]

Receita 2.2. Carne com legumes

Ingredientes
- 3 colheres (sopa) de azeite de oliva
- 1 cebola média batida
- 2 dentes de alho picados
- 750 g de alcatra, patinho ou coxão mole em cubos de 4 a 5 cm
- 3 xícaras (chá) de água fervente
- 1 colher (sopa) de alecrim fresco ou desidratado
- 1 xícara (chá) de vinho tinto seco
- 4 batatas sem casca em cubos
- 2 cenouras em palitos grossos
- Sal e pimenta-do-reino
- 100 g de vagens sem fios cortadas em 3

Modo de preparo

Aqueça o azeite e refogue a cebola e o alho até que dourem levemente. Junte os cubos de carne aos poucos e refogue até dourarem. Adicione 2 xícaras (chá) da água fervente, o alecrim e o vinho e cozinhe em fogo médio, mexendo de vez em quando, por cerca de 30 minutos. Acrescente a batata, a cenoura e a água restante, tempere com sal e pimenta a gosto e deixe cozinhar por 5 minutos. Junte a vagem e mantenha no fogo, mexendo de vez em quando, até que tudo esteja macio. Se necessário, acrescente mais água quente aos poucos, pois o cozido deve manter um pouco de molho.

Lipídios

"Lipídio" é uma palavra derivada do grego lipos, que significa gordura. São encontrados no organismo humano na forma de triglicérides, moléculas de triésteres de ácidos graxos acoplados a um álcool, o glicerol.[15]

Basicamente, são fontes de energia com alta densidade calórica (9,3 Kcal/g), que atuam na síntese de hormônios, estruturas celulares, no transporte de vitaminas lipossolúveis, sinalização intra e extracelular e fornecem ácidos graxos essenciais, como ácido linoleico e ácido α-linolênico. Existem evidências que uma razão de ω6/ω3, oferecida pela dieta de 5:1, fornece ótima razão tecidual de ácido araquidônico: ácido eicosapentanóico, que exerce importante papel anti-inflamatório, melhor funcionalidade do sistema imunológico e antioxidante.[16,17]

São fontes alimentares de lipídios: azeite de oliva extravirgem, óleo de soja, girassol e milho, óleo de peixes, abacate e manteiga.[8]

A recomendação de lipídios varia entre 20 a 35% da energia, para adultos, incluindo idosos, baseados na garantia da ingestão de nutrientes essenciais, em quantidades suficientes para atender às necessidades do organismo. A ingestão adequada (AI) para o ácido linolênico estabelecida para indivíduos com 51 anos ou mais, é de 14 g/dia para homens e 11 g/dia para mulheres. Já a AI de ácido α-linolênico para indivíduos com 51 anos ou mais é de 1,6 g/dia para homens e 1,1 g/dia para mulheres[10] (**Receita 2.3**).

Receita 2.3. Guacamole

Ingredientes
- 1 abacate brasileiro médio
- 1 tomate grande sem sementes
- 1 cebola pequena
- 2 dentes de alho bem socados
- 1 maço de coentro
- Suco de 1 limão grande
- Azeite extravirgem a gosto
- Sal

Modo de preparo

Amasse o abacate com um garfo, acrescente o alho socado, o suco de limão, sal e azeite a gosto e misture como um purê. Pique a cebola, o tomate e o coentro. Acrescente os ingredientes picados ao "purê" de abacate. Sirva com chips, crackers, tacos, no burrito ou mesmo junto com arroz e feijão.

Vitaminas

As recomendações de vitaminas e minerais não diferem para o adulto e idoso. Portanto, caso não sejam detectadas deficiências específicas, seguir as RDAs para o adulto saudável.[14]

Vitamina A

A vitamina A é uma vitamina lipossolúvel e a sua deficiência leva à xeroftalmia, uma patologia que se desenvolve por estágios que vai se agravando: cegueira noturna, secura na conjuntiva, lesões puntiformes (mancha de Bitot), ulceração, cicatrizes na córnea e cegueira.[18]

A ingestão diária recomendada (RDA – Recommended Dietary Allowance) de vitamina A é 900 μg/dia para homens e 700 μg/dia para mulheres com 51 anos ou mais[18] (vide na **Tabela 2.4** os alimentos fonte de vitamina A).

Tabela 2.4. Conteúdo de vitamina A em alimentos

Alimentos	Peso (g)	Vitamina A (ER)*
Bife de fígado cozido	100	10.700
Óleo de fígado de bacalhau	13,6	4.080
Cenoura crua	72	3.800
Batata-doce assada	60	1.310
Espinafre cozido	95	739
Manga	150	584
Melão	160	561
Couve cozida	90	502
Beterraba frescas cozidas	72	367
Marisco no vapor	100	171

* 1 μg equivale a 1 ER.

Fonte: Cozzolino, SMF.

Veja, na **Receita 2.4**, sugestão de preparação com ingredientes que contêm vitamina A.

 Receita 2.4. Purê de abóbora com batata-doce

Ingredientes
- 2 batatas-doces roxas descascadas
- 300 g de abóbora
- ½ copo de leite integral
- 1 colher (sopa) de manteiga

Modo de preparo

Cozinhar as batatas e a abóbora com uma pitada de sal. Após cozidas, utilizar o espremedor de legumes ou amassar com um garfo. Voltar à panela com a manteiga derretida e mexer até obter uma mistura homogênea, adicionando o leite aos poucos.

Vitamina B12

A vitamina B12 tem como sua principal forma a cianocobalamina, e a deficiência pode levar a anemia perniciosa, uma anemia macrocítica (aumento anormal da hemoglobina) que resulta da falha da síntese de DNA; pode também causar alterações neurológicas como distúrbios sensoriais, especialmente nos membros inferiores, anomalias na marcha, perda de memória e desorientação.[10]

Já nos idosos, temos maior risco de deficiência dessa vitamina devido à perda progressiva da dentição, levando a uma redução de consumo de carnes de modo geral. Outro fator é a hipocloridria (diminuição da secreção do ácido gástrico), causada pela gastrite atrófica, que é comum com o avanço da idade. Nos primeiros estágios da deficiência há dificuldade na secreção ácida, mas a secreção do fator intrínseco ainda é normal. Entretanto, por causa da falha na liberação da vitamina das proteínas alimentares, pode ocorrer depleção de vitamina B12.[18]

A RDA é de 2,4 µg/dia para indivíduos com 14 anos ou mais[18] (vide na **Tabela 2.5** os alimentos fonte de vitamina B12).

Tabela 2.5. Quantidade de vitamina B12 nos alimentos

Alimentos	Peso (g)	Vitamina B12 (µg)
Bife de fígado cozido	100	112
Mariscos no vapor	100	99
Arenque cozido	100	14
Salmão cozido (**Receita 2.5**)	100	5
Bife cozido	100	2,5
Iogurte com pouca gordura	150	0,9

Fonte: Cozzolino, SMF.

Veja, na **Receita 2.5**, sugestão de preparação com ingredientes que contêm vitamina B12.

Receita 2.5. Salada quente de salmão defumado

Ingredientes
- 1 batata-doce média com casca, cortada em rodelas
- 1 colher (sopa) de azeite
- 50 g brócolis cortados
- 100 g de salmão de defumado

Molho vinagrete
- 2 colheres (sopa) de azeite
- 1 colher (sopa) sopa de suco de limão
- 1 colher (sopa) sopa de vinagre
- ½ colher (sopa) de mostarda
- 1 colher (café) de sal grosso

Modo de preparo

Pré-aqueça o forno a 200 °C. Disponha a batata-doce cortada em rodelas sobre um tabuleiro forrado com papel vegetal, pinceladas com azeite, e leve ao forno durante cerca de 40 minutos ou até ficarem tenras e ligeiramente tostadas. Prepare o molho, misturando todos os ingredientes numa taça. Cozinhe os brócolis a vapor ou coloque nos últimos 10 minutos no forno, juntamente com as batatas. Deixe esfriar ligeiramente a batata e os brócolis e, depois, disponha numa travessa, juntamente com o salmão. Regue com o molho vinagrete.

Vitamina C

Vitamina C abrange o ácido ascórbico e o ácido desodroascórbico, e sua deficiência resulta no escorbuto, que se apresenta clinicamente com petéquias, hematomas, gengivas inflamadas e sangrantes, artralgia e cicatrização de feridas alterada. Apesar dos idosos tenderem a ter níveis sanguíneos menores de vitamina C, isso parece não estar relacionado com alterações quanto à absorção ou utilização vitamina, mas sim relacionado com a inadequação da ingestão alimentar.[10,11]

A RDA é de 90 mg/dia para homens e de 75 mg/dia para mulheres com 51 anos ou mais[10,11] (vide na **Tabela 2.6** os alimentos que são fontes de vitamina C).

Tabela 2.6. Conteúdo de vitamina C em alimentos

Alimentos	Peso (g)	Vitamina C (mg)
Suco de laranja fresco	200	100
Couve-manteiga	100	96,7
Mamão papaia	140	86
Morango fresco	152	86
Goiaba vermelha com casca	100	80,6
Kiwi	76	74
Manga	150	41
Laranja pequena	96	51
Brócolis cozido fresco	92	37
Abacaxi	100	34,6
Couve-flor cozida	62	27
Repolho crespo cozido	65	27
Uva	160	17

Fonte: Cozzolino, SMF.

Na **Receita 2.6**, veja sugestão de suco verde rico em vitamina C.

Receita 2.6. Suco verde com laranja

Ingredientes
- Suco de couve (2 cubinhos)*
- Suco de 4 laranjas
- 6 folhas de hortelã
- Suco de ½ limão

Modo de preparo

Bater todos os ingredientes. Não é preciso coar. Consumo imediato, para diminuir a perda de nutrientes.

* Lavar a couve, passar pelo processador (centrífuga) e colocar em forminhas de gelo no freezer.

Vitamina D

Existem duas formas principais de vitamina D: colecalciferol é a principal forma no ser humano, sendo sintetizada na pele sob a ação da luz ultravioleta (é recomendado que se tome banho de sol sem protetor solar três vezes por semana, por aproximadamente 15 minutos, entre 10 e 12h ou 15 e 16h30). A outra forma é o ergocalciferol, principal fonte ingerida na dieta. A vitamina D, para desempenhar sua função, necessita ser transformada em seu metabólito ativo (1,25 di-hidroxicolecalciferol), também denominado calcitriol. O calcitriol controla a concentração plasmática de cálcio por meio da modulação da sua absorção pelo intestino delgado, a excreção de fosfato no rim e a liberação de cálcio ósseo. Também importante na função imunomoduladora, uma vez que participa ativamente na diferenciação de células precursoras de monócitos (barreira de defesa do organismo contra bactérias e vírus).[10,18]

A deficiência de vitamina D em idosos pode levar a osteoporose, em conjunto com a deficiência de cálcio.[10,11]

A AI é de 15 μ/dia para mulheres e homens com 51 anos ou mais[11,18] (vide na **Tabela 2.7** os alimentos fonte de vitamina D).

Tabela 2.7. Conteúdo de vitamina D em alimentos

Alimentos	Peso (g)	Vitamina D (μg)
Óleo de fígado de bacalhau	13,5	34,0
Óleo de salmão	13,5	13,6
Ostras cruas	100	8,0
Peixes (**Receita 2.7**)	100	2,2
Leite fortificado	200	2,0
Ovo cozido	50	0,65
Carnes de frango, peru, porco e vísceras	100	0,30
Carne bovina	100	0,18
Manteiga	13	0,20

Fonte: Cozzolino, SMF.

Veja, na **Receita 2.7**, sugestão de preparação com ingredientes que contêm vitamina D.

Receita 2.7. Tilápia assada com batata

Ingredientes
- 2 filés de tilápia
- Suco de um limão
- 1 tomate maduro cortado em rodelas
- 1 cebola picada em rodelas
- Sal e azeite a gosto
- 2 batatas médias
- Salsa desidratada

Modo de preparo
Temperar a tilápia com limão, alho e sal. Colocar em uma assadeira e regar o peixe com azeite. Coloque as rodelas de batata, a cebola e o

tomate ao redor do peixe. Salpique a salsa nas batatas e cubra o peixe com papel-alumínio. Asse o peixe, em forno preaquecido em 200 °C, durante 30 minutos. Descubra-o e asse por mais 20 minutos, aproximadamente, ou até secar um pouco a água.

Vitamina K

Atualmente, a função mais conhecida da vitamina K é sua participação no processo de coagulação sanguínea, se fazendo necessária para a síntese no fígado de várias proteínas envolvidas nesse processo. É essencial para a gamacarboxilação de resíduos do ácido glutâmico em algumas proteínas, especialmente fatores de coagulação sanguínea. A osteocalcina e a proteína matriz-Gla no osso também precisam de vitamina K para gamacarboxilção, que estaria relacionada com a diminuição do risco de fraturas em idosos.[10,18]

A deficiência de vitamina K leva à hipoprotrombinemia, um aumento do tempo de protrombina e riscos de hemorragias, além de desordens ósseas.[10]

A AI recomendada para homens e mulheres com 51 anos ou mais é de 10 μ/dia e chega a 15 μ/dia aos 70 anos ou mais[10,18] (vide na **Tabela 2.8** os alimentos que são fontes de vitamina K).

Tabela 2.8. Conteúdo de vitamina K em alimentos

Alimentos	Peso (g)	Vitamina K (µg)
Brócolis cozido	85	248
Couve-flor crua	80	240
Espinafre cru	50	200
Acelga cozida	88	123
Cenoura crua	72	104
Alface	40	84
Kiwi	100	41

Fonte: Cozzolino, SMF.

Veja, na **Receita 2.8**, sugestão de salada rica em vitamina K.

Receita 2.8. Salada primavera

Ingredientes
- 150 g de brócolis
- 2 kiwis
- 2 cenouras
- ½ maço de alface
- 10 tomates cereja

Modo de preparo

Cozinhe o brócolis no vapor e reserve. Descasque e rale a cenoura, fatie os tomates na transversal pique o kiwi em quadrados. Misture o brócolis já cozido e o alface já higienizado com os itens acima e tempere a gosto.

REFERÊNCIAS BIBLIOGRÁFICAS

1. De Jesus BRT. Formação de mestre integrado em medicina: Micronutrientes na prevenção da doença no idoso [tese]. Coimbra: Faculdade de Medicina da Universidade de Coimbra, 2015.
2. Deon RG, et al. Consumo de alimentos dos grupos que compõem a pirâmide alimentar americana por idosos brasileiros: uma revisão. Rev Ciência e Saúde. 2015 jan-abr; 8(1): 26-34.
3. Lichtenstein AH, et al. Modified MyPyramid for older aduts. J Nutr. 2008 Mar; 138(1): 5-11.
4. Campi JPB, Ventura M, Cruz N. Manual para cuidadores de idosos. Instituto de Assistência Médica ao Servidor Público Estadual (IAMSPE), 2012.
5. Ranzani OT, Monteiro MB, Ferreira EM, Santos SR, Machado FR, Noritomi DT. Reclassificando o espectro de pacientes sépticos com o uso do lactato: sepse grave, choque crítico, choque vasoplégico e choque disóxico. Rev Bras Ter Intensiva. 2013; 25(4): 270-278.
6. Munford RS. Sepse Grave e Choque Séptico. Doenças Infecciosas de Harrison. 2015: 147.

7. Kreymanna KG, et al. ESPEN Guidelines on Enteral Nutrition: Intensive care. Clinical Nutrition. 2006. 25: 210-223.

8. Coutinho VF, Mendes RR, ROGERO MM. Bioquímica e metabolismo dos carboidratos. In: Da Silva SMCS, Mura JDP. Tratado de alimentação, nutrição e dietoterapia. 2.ed.- São Paulo: Roca, 2010. p. 23-54.

9. Ferreira CD, Neta EAS, Fernandes KGS, Garcêz LIS, Nishimura LS, Feitosa MM. Coleção Manuais da nutrição: ciclos da vida. Salvador: Sanar; 2016.

10. Marucci MFN, Alves RP, Gomes MMBC. Nutrição em gerontologia. In: Da Silva SMCS, MURA JDP. Tratado de alimentação, nutrição e dietoterapia. 2.ed. São Paulo: Roca, 2010. p. 461-488.

11. Da Silva SMCS, Mura JDP. Tratado de alimentação, nutrição e dietoterapia. 2.ed. São Paulo: Roca, 2010.

12. Furst P. Proteínas e aminoácidos. In: Sobotka L, et al. Bases da nutrição clínica. 3.ed. Rio de Janeiro: Rubio, 2008. p. 69-72.

13. Gago LC, Gago FCP. Atualidades sobre o tratamento da Sarcopenia: Revisão de literatura. Int j nutrol. 2016 Set/Dez; 9 (4): 254-271.

14. Volkert D, et al. ESPEN guideline on clinical nutrition and hydration in geriatrics, Clinical Nutrition 2018: 1-38.

15. Linhares S, Gewandsznajder F. Biologia. São Paulo: Ática, 2007.

16. Waitzberg DL. Nutrição oral, enteral e parenteral na prática clínica. 4.ed. São Paulo: Atheneu, 2009.

17. Torrinhas RSMM, Campos LDN, Waitzberg DL. Gorduras. In: Waitzberg DL. Nutrição oral, enteral e parenteral na prática clínica. 4.ed. São Paulo: Atheneu, 2009. p. 121-148.

18. Cozzolino SMF. Biodisponibilidade de nutrientes. 2.ed. Barueri: Manole, 2007.

capítulo 3

Recomendações Nutricionais II

- Ana Cristina Dias de Vasconcelos
- Alexandra Coelho de Sousa Lopes
- Nívea Aparecida Silva Finetto

Minerais

Cálcio

O cálcio é o mineral mais abundante do corpo humano e cerca de 99% é encontrado em dentes e ossos. Para a mineralização óssea, são necessárias concentrações adequadas de cálcio e fosfato.[1,2]

A deficiência de cálcio leva a osteomalácia, que é um defeito na remineralização do osso durante o *turnover* (ciclo) normal dos adultos, levando a desmineralização progressiva, mas mantendo a matriz óssea adequada, o que provoca dores nos ossos e deformidades no esqueleto, com fraqueza muscular. Por fim pode causar a osteoporose, uma condição que envolve a perda da matriz óssea e do mineral do osso, comum em idosos, levando principalmente à fratura osteoporótica do quadril, o que aumenta geometricamente com a idade (**Tabela 3.1**).[2]

Importante lembrar que a biodisponibilidade desse mineral está relacionada ao seu consumo longe das refeições principais (almoço e jantar), devido a interferência do ferro encontrado em carnes e leguminosas em sua absorção. A AI de cálcio para homens e mulheres com 51 anos ou mais é de 1,2 g/dia.[1,2]

Tabela 3.1. Conteúdo de cálcio em alimentos

Alimentos	Peso (g)	Cálcio (g)
Iogurte com baixo teor de gordura	200	0,398
Queijo mussarela	100	0,875
Queijo *cottage* (**Receita 3.1**)	100	0,253
Leite desnatado	200	0,245
Espinafre cozido	95	0,140
Amêndoas	40	0,09

Fonte: Cozzolino, SMF.

Veja na **Receita 3.1**, sugestão de preparação com ingredientes que contêm cálcio.

Receita 3.1. Molho de creme *cottage*

Ingredientes
- 350 g de queijo tipo *cottage*
- 100 mL iogurte natural desnatado
- 1 colher (sopa) de salsinha picada
- 1 colher (chá) de orégano
- 1 colher (chá) de linhaça

Modo de preparo

Misture todos os ingredientes e sirva gelado. Pode ser consumido como molho em salada de folhas verdes.

Fósforo

O fósforo é um mineral com inúmeras funções e está presente em 80% nos ossos e dentes. É essencial para as células e fluidos orgânicos; atua no metabolismo dos carboidratos, participa da contração muscular e de componentes orgânicos como adenosina trifosfato (ATP). Está ligado ao metabolismo do cálcio, pois os fatores que estimulam ou impedem sua absorção atuam da mesma forma do cálcio (**Tabela 3.2**).[1]

Tabela 3.2. Conteúdo de fósforo em alimentos

Alimentos	Peso (g)	Fósforo (g)
Sardinha	100	0,425
Semente de abóbora seca	28	0,332
Peixe de água salgada (arenque ou anchova) (**Receita 3.2**)	100	0,292
Iogurte desnatado	200	0,287
Soja assada	43	0,279
Caju	65	0,252
Bife assado	100	0,221
Amêndoa	39	0,214
Castanha-do-brasil	35	0,210
Leite desnatado	200	0,188

Fonte: Cozzolino, SMF.

A RDA para homens e mulheres com 51 anos ou mais é de 0,7 g/dia.[1] Veja na **Receita 3.2**, sugestão de preparação com ingredientes que contêm fósforo.

Receita 3.2. Anchova grelhada com amêndoa torrada

Ingredientes
- 200 g de filé de anchova
- Limão, pimenta, alho e sal a gosto para temperar
- 1 colher (café) de amêndoa laminada torrada
- 1 colher (sobremesa) de azeite

Modo de preparo

Corte o filé em postas largas. Tempere os filés com sal, pimenta, alho e o limão. Reserve por 20 minutos. Despeje o azeite numa panela antiaderente, aqueça. Coloque as postas com a pele para baixo, depois vire e finalize salpicando a amêndoa por cima da anchova.

Ferro

O ferro é um mineral essencial ao organismo humano e está ligado ao transporte do oxigênio e dióxido de carbono, respiração celular e sistema imune. O ferro heme é absorvido separadamente e de modo mais eficiente do que o ferro não heme. Essa absorção pode ser melhorada por alguns agentes, como a vitamina C, que também formam quelatos com ferro.[2,3]

Os sinais da deficiência de ferro podem se tornar progressivamente mais graves, com anemia hipocrômica e microcítica, que leva à redução da disposição para atividades do dia a dia em idosos (**Tabela 3.3**).[3]

Tabela 3.3. Conteúdo de ferro em alimentos

Alimentos	Peso (g)	Ferro (mg)
Fígado de galinha cozido	100	8,5
Fígado de boi cozido	100	6,3
Semente de abóbora	28	4,2
Carne de boi moída cozida	100	2,6
Coxa de frango	104	2,2
Vagem de ervilha cozida	80	1,75
Abóbora cozida (**Receita 3.3**)	123	1,7
Batata assada com casca	122	1,7
Espinafre cozido	95	1,4

Fonte: Cozzolino, SMF

A RDA para homens e mulheres com 51 anos ou mais é de 8 mg/dia.[1,2] Veja na **Receita 3.3**, sugestão de preparação com ingredientes que contêm ferro.

 Receita 3.3. Picadinho com abóbora

Ingredientes
- 2 colheres (sopa) de azeite de oliva
- 1 cebola pequena picada
- 2 dentes de alho picado

- 600 g de alcatra cortada em cubos de 3 cm
- Sal e pimenta-do-reino
- Curry, colorau ou páprica doce
- Água quente
- 600 g de abóbora madura descascada e cortada em cubos de 3 cm
- Cheiro-verde picado
- 1 cebola fatiada

Modo de preparo

Aqueça o azeite em uma panela grossa e refogue a cebola e o alho. Junte a carne, refogue até dourar e junte os temperos a gosto. Adicione água quente suficiente apenas para cobrir a carne e cozinhe em fogo médio por cerca de 45 minutos. Quando a água estiver quase seca, agregue a abóbora, tampe e deixe cozinhar por 10 minutos. Se necessário, junte mais água. Desligue o fogo e salpique o cheiro-verde e a cebola fatiada.

Magnésio

O magnésio se encontra distribuído principalmente nos ossos e no líquido intracelular. É um componente essencial de muitos processos enzimáticos e também para estabilidade do potencial elétrico da membrana celular. Quando a concentração sérica de magnésio está baixa, estabelecendo deficiência desse íon, observamos irritabilidade neuromuscular, e em casos graves podem ocorrer convulsões.[3]

O magnésio tem um papel muito importante no controle da excitabilidade cardíaca, do tônus vasomotor, da pressão sanguínea e transmissão neuromuscular, sendo necessário para o transporte de potássio e atividade do canal de cálcio. A hipomagnesemia está associada à hipocalemia, e sua baixa ingestão ou redução de sua biodisponibilidade está associada ao aumento da pressão sanguínea e risco de osteoporose (**Tabela 3.4**).[2,4]

Tabela 3.4. Conteúdo de magnésio em alimentos

Alimentos	Peso (g)	Magnésio (mg)
Caju	65	157
Semente de abóbora	28	151
Amêndoas	39	119
Castanha-do-brasil	35	83
Acelga cozida	88	75
Feijão preto cozido	86	60
Beterraba fresca cozida	72	49
Espinafre cozido (**Receita 3.4**)	60	42
Tofu	40	41

Fonte: Cozzolino, SMF.

A RDA para homens e mulheres acima de 51 anos é de 420 mg/dia.[1,2] Veja na **Receita 3.4**, sugestão de preparação com ingredientes que contêm magnésio.

Receita 3.4. Arroz integral crocante

Ingredientes
- 1½ xícara de arroz integral cozido
- 1 maço de espinafre
- 1 cenoura ralada
- 1 cebola picada
- 2 colheres (sopa) de azeite
- 2 colheres (sopa) de semente de abóbora torrada

Modo de preparo

Refogar a cebola, a cenoura e o maço de espinafre (já higienizado) no azeite. Acrescentar o arroz já cozido e finalizar com as sementes de abóbora.

Zinco

O zinco possui três tipos principais de funções: catalítica, estrutural e regulatória. Participa de várias reações, envolvendo síntese e degradação de carboidratos, lipídios, proteínas e ácidos nucleicos, desempenha papel fundamental na função imunológica e nos processos de cicatrização. Sua deficiência tem sido associada à perda de paladar e olfato, mesmo assim sua suplementação não é recomendada em idosos (**Tabela 3.5**).[1,3]

Tabela 3.5. Conteúdo de zinco em alimentos

Alimentos	Peso (g)	Zinco (mg)
Carne de boi assada	100	8,5
Carne de boi moída cozida (**Receita 3.5**)	100	5,5
Fígado de frango cozido	100	4,4
Gérmen de trigo	14	2,4
Amendoim	36	1,8
Iogurte com baixo teor de gordura	200	1,8
Castanha-do-brasil	35	1,6
Feijão cozido	100	1,4
Sardinha	100	1,4
Frango cozido	100	1,3

Fonte: Cozzolino, SMF.

A RDA de zinco para homens e mulheres com 51 anos ou mais é de 8 mg/dia.[1,2] Veja na **Receita 3.5**, sugestão de preparação com ingredientes que contêm zinco.

Receita 3.5. Carne moída à jardineira

Ingredientes
- 120 g de coxão mole moído
- ¼ cebola picada

MANUAL PRÁTICO DE ASSISTÊNCIA NUTRICIONAL AO PACIENTE GERIÁTRICO

- 1 colher (sopa) azeite
- 1 colher (sopa) de ervilha congelada
- ½ cenoura ralada
- ½ tomate picado
- Sal, cebolinha, salsinha a gosto

Modo de preparo

Refogar a cebola com o azeite e, depois, acrescentar a carne moída, sal, salsinha e cebolinha. Quando a carne estiver cozida, acrescentar a ervilha, cenoura e o tomate e finalizar o cozimento.

Selênio

O selênio desempenha papel fundamental na proteção de células contra o envelhecimento acelerado. Essa ação ocorre devido ao seu efeito antioxidante como elemento-traço constitutivo do sítio ativo das enzimas glutationas peroxidases; ele também pode detoxificar metais pesados e substâncias carcinogênicas, além de seu envolvimento no sistema de defesa do organismo, resultando em um efeito protetor nos idosos pela modulação do sistema imunológico (**Tabela 3.6**).[2,3,5]

Tabela 3.6. Conteúdo de selênio em alimentos

Alimentos	Peso (g)	Selênio (µg)
Castanha-do-brasil (**Receita 3.6**)	25	10
Castanha de caju	25	4
Farinha de trigo	50	0,21
Pão de forma	50	0,13
Ovo (gema)	50	0,10

Fonte: Cozzolino, SMF.

A RDA para homens e mulheres com 51 anos ou mais é de 55 µg/dia.[1] Veja na **Receita 3.6**, sugestão de preparação com ingredientes que contêm selênio.

Receita 3.6. Mix de fibras

Ingredientes
- 30 g de semente de girassol sem casca
- 20 g de semente de gergelim
- 30 g de nozes
- 30 g de amêndoas
- 30 g de castanha-do-pará
- 30 g de farelo de aveia ou arroz
- 60 g de semente de linhaça
- 30 g de quinoa em flocos

Modo de preparo

Triture, no processador ou liquidificador (aos poucos), as sementes de girassol, a linhaça, as nozes, as castanhas e as amêndoas. Acrescente as sementes de gergelim, o farelo de arroz e os flocos de quinoa. Misture bem, formando uma farofa. Conserve na geladeira, em vidro escuro para evitar oxidação. Usar de 1 colher (sopa) ao dia no suco, na fruta, na salada, na sopa ou sobre a refeição.

Fibras alimentares

A fibra alimentar é uma classe de compostos de origem vegetal constituídas de polissacarídeos e substâncias associadas que, após sua ingestão, não sofrem hidrólise, digestão e absorção no intestino delgado. A fibra da dieta inclui polissacarídeos, oligossacarídeos, lignina e substancias associadas às plantas, que promovem efeitos fisiológicos benéficos, como laxação, atenuação do colesterol do sangue e atenuação da glicose do sangue.[2]

As fibras são classificadas conforme sua solubilidade em água. As solúveis dissolvem-se em água, formando géis viscosos. Não são digeridas no intestino delgado e são facilmente fermentadas pela microflora do intestino grosso. São solúveis as pectinas das frutas (maçã, limão, laranja etc.), vegetais (legumes e batata), as gomas (sementes de plantas) e algumas hemiceluloses de grãos (aveia, cevada e centeio). Já as fibras insolúveis não são solúveis em água, portanto não formam géis, e sua fermentação é limitada. São insolúveis a lignina (plantas), celulose (farelos de trigo, vegetais) e algumas hemiceluloses (casca de frutas). A maioria dos alimentos que contém fibras é constituída de um terço de fibras solúveis e dois terços de insolúveis.[5]

A fibra atua no trato grastrointestinal (TGI) desde sua ingestão até a excreção. A fibra alimentar é hidratada pela saliva, resultando em um aumento do volume do conteúdo gástrico e, com isso, mantém por mais tempo a sensação de saciedade. Já os polissacarídeos que produzem géis (pectinas e goma-guar), também conhecidas como fibras solúveis, além de aumentarem a viscosidade do conteúdo gástrico provocam retardo no processo de esvaziamento gástrico. As fibras insolúveis estimulam o trânsito do quimo ao longo do intestino delgado; no jejuno, dilui o conteúdo intestinal e retarda a absorção de nutrientes; e no cólon, capta água, fixa cátions, dilui o conteúdo intestinal e é substrato para a microbiota presente no intestino (**Tabela 3.7**).[2]

Tabela 3.7. Conteúdo de fibras alimentares em alimentos

Alimentos	Peso (g)	Fibra alimentar (g)
Caqui chocolate cru	100	6,5
Couve-manteiga refogada	100	5,7
Catalonha refogada	100	3,7
Brócolis cozido	100	3,4
Almeirão refogado	100	3,4
Beterraba crua	100	3,4
Abobora cabotina cozida	100	2,5
Mamão papaia	100	1,8
Agrião cru	40	0,9

Fonte: Taco, 2011.

A recomendação para adultos e idosos é de 25-30 g/dia de fibras alimentares.[5,7]

Na **Receita 3.7**, veja uma sugestão de prato rico em fibras.

Receita 3.7. Salada italiana

Ingredientes
- 10 g de alface crespa
- 10 g de almeirão
- 10 g de rúcula
- Manjericão a gosto
- Cebola roxa a gosto
- Azeite e sal a gosto

Modo de preparo
Misture todos os ingredientes e tempere com sal e azeite a gosto. Acrescente uma colher de sopa do mix de fibras (**Receita 3.6**).

Água

A água representa, aproximadamente, 60% do peso corporal do adulto jovem. A redução do tecido muscular do idoso leva a um declínio de 10%, representando 50% do seu peso corporal. A desidratação, nesse estágio da vida, pode ser agravada por uso de laxantes e/ou diuréticos, menor ingestão de líquidos pela diminuição da sensação de sede, acesso limitado à água por dificuldade de locomoção, disfunção renal pela redução na conservação de água pelos rins, febre, diarreia ou suor excessivo.[1]

A necessidade de ingestão de água pode ser calculada em torno de 30 a 35 mL por quilograma de peso por dia.[1] De acordo com ESPEN 2018, a recomendação mínima deve ser de 1,6 litro para mulheres e 2,0 litros para homens em condições médias de temperatura ambiental e moderada atividade física. Quando em uso de dieta enteral, estimar no mínimo 1,0 a 1,5 mL por quilocaloria oferecida.[1,7] Vide estratégias para incentivar o consumo de líquidos no Capítulo 1 – Alimentação Saudável.

REFERÊNCIAS BIBLIOGRÁFICAS

1. Da Silva SMCS, Mura JDP. Tratado de alimentação, nutrição e dietoterapia. 2.ed. São Paulo: Roca, 2010.
2. Cozzolino SMF. Biodisponibilidade de nutrientes. 2.ed. Barueri: Manole, 2007.
3. Marucci MFN, Alves RP, Gomes MMBC. Nutrição em gerontologia. In: Da Silva SMCS, Mura JDP. Tratado de alimentação, nutrição e dietoterapia. 2.ed. São Paulo: Roca, 2010. p. 461-488.
4. Klack K, Carvalho JF. Vitamina K: Metabolismo, Fontes e Interação com o Anticoagulante Varfarina. Rev Bras Reumatol. 2006 Nov/Dez; 46 (6): 398-406.
5. Biesalski HK, Grimm P. Nutrição: texto e atlas. Porto Alegre: Artmed, 2007.
6. TACO, Tabela de composição de alimentos/NEPA-UNICAMP. 4.ed. rev. e ampl. Campinas: NEPA-UNICAMP, 2011.
7. Volkert D, et al. ESPEN guideline on clinical nutrition and hydration in geriatrics, Clinical Nutrition 2018: 1-38.

capítulo 4

Rastreamento Nutricional

- Ana Paula Alves Silva Bighetti
- Elci Almeida Fernandes

As mudanças associadas ao envelhecimento normal aumentam o risco nutricional em idosos. As causas subjacentes da desnutrição são complexas, mas a presença de doença ou lesão podem contribuir para essa condição.[1]

A desnutrição hospitalar pode ser uma conjugação de desnutrição primária consequente do baixo nível socioeconômico, que dificulta a aquisição de um aporte proteico-calórico adequado, em associação com a desnutrição secundária, esta causada pela própria condição clínica do paciente, como câncer, infecção ou doenças crônicas.[2]

O cuidado nutricional de um paciente é parte integral do bom tratamento clínico e tem custo/benefício positivo.[3] A ausência de uma avaliação adequada do estado nutricional do doente, que ingressa e permanece no hospital, impede e dificulta o diagnóstico correto e o tratamento ideal. Se uma avaliação nutricional não for feita no momento e durante a internação hospitalar, os pacientes correm o risco de se desnutrir ao longo do tempo, e os que já estavam desnutridos tendem a ter seu grau de desnutrição agravado durante a hospitalização.[4]

A American Society for Parenteral and Enteral Nutrition (ASPEN), em consenso com a Academy of Nutrition and Dietetics (Academy), recomenda os seguintes critérios diagnóstico de desnutrição (dois ou mais):[5]

- Consumo insuficiente de energia.

- Perda de peso.
- Perda de massa muscular.
- Perda de gordura subcutânea.
- Edema local ou geral que podem mascarar a perda de peso.
- Perda da capacidade funcional medida através da força de pressão palmar.

O primeiro passo para o cuidado nutricional consiste em uma triagem de risco para permitir uma detecção precoce, identificação e tratamento do risco nutricional ou desnutrição.[6,7] Para recomendar uma ferramenta de triagem nutricional, é necessário eleger a mais completa e, ao mesmo tempo, a de melhor aplicabilidade. É válido verificar qual das técnicas reúne mais especificações e qualidades, tais como: o maior número de profissionais da saúde que podem aplicá-la, tempo de duração para sua aplicação aos pacientes, se exige recursos financeiros e se esses estão disponíveis pela instituição e se são capazes de detectar o risco nutricional com confiança.[8] Após a identificação do risco, a avaliação do estado nutricional é aplicada para quantificar o problema. Ou seja, a avaliação é a continuidade e o aprofundamento dos dados coletados na triagem nutricional. Todas as populações, em qualquer local ou idade, podem ser triadas para o risco nutricional ou para a necessidade de intervenção.[9]

Com a finalidade de recomendar sistemas validados e simples, em 2003 a European Society for Clinical Nutrition and Metabolism (ESPEN) publicou suas diretrizes para triagem de risco nutricional. Foi recomendado para adultos o sistema MUST (Malnutrition Universal Screening Tool).[10] Para uso em hospitais, foi recomendado a NRS-2002 (Nutritional Risk Screening). Essa ferramenta possui os componentes nutricionais da MUST e a adição de uma classificação de gravidade da doença, como o reflexo dos requerimentos aumentados de nutrientes. Inclui quatro perguntas usadas na pré-triagem, para locais com poucos pacientes de risco. Também, adiciona a idade avançada como um fator de risco, porém não é mais sensível nem tão específica quando comparada à Miniavaliação Nutricional (MAN), triagem específica para os idosos.[11] Para a ESPEN, a MAN é indicada para detectar o risco ou presença de desnutrição em idosos nos diferentes cenários: comunidade, instituições de longa permanência ou hospitais.

Bauer e colaboradores,[12] em 2005, compararam a MAN, a Avaliação Subjetiva Global (SGA) e a NRS-2002 e concluíram que a MAN

RASTREAMENTO NUTRICIONAL

ainda é a primeira escolha para idosos em internação hospitalar, devido à sua associação com parâmetros prognósticos relevantes. Para aqueles onde a MAN não pode ser aplicada, o NRS-2002 é recomendado.

Já a ASPEN, em 2011,[6] sugeriu para a triagem de idosos e/ou pacientes hospitalizados as seguintes ferramentas: Malnutrition Screening Tool (MST), Malnutrition Universal Screening Tool (MUST), Nutritional Risk Screeening (NRS 2002), Short Nutritional Assessment Questionnaire (SNAQ) e Mini-Nutritional Assessment-Short Form (MNA-SF). Como ferramentas de avaliação, sugerem a Mini Nutritional Assessment (MAN) e a Subjective Global Assessment (SGA).

Verifica-se, portanto, que existem muitas ferramentas disponíveis para ajudar a identificar e caracterizar a desnutrição, conforme a **Tabela 4.1**. A escolha da ferramenta adequada dependerá do ambiente, condições físicas e mentais do paciente, recursos financeiros e cenário de atuação do nutricionista.

Os principais instrumentos de triagem aplicados na avaliação de idosos são descritos a seguir, de acordo com a relevância e comprovação científica.

Tabela 4.1. Ferramentas de triagem e avaliação de risco nutricional

Ferramenta de triagem	Parâmetros	Estudo de desenvolvimento	Estudos de validação
Malnutrition Screening Tool (MST)	Mudança de peso, consumo recente Pontuação em risco ≥ 2	408 pacientes internados (idade média de 58 anos); padrão para comparação: SGA; sensibilidade 93%, especificidade 93%	SGA: sensibilidade 92%, especificidade 61% MNA: sensibilidade 92%, especificidade 72%
Mini-Nutritional Assessment–Short Form (MNA-SF)	Mudança de peso, consumo recente IMC, doença aguda, mobilidade, demência/depressão, Pontuação em risco ≤ 11	155 idosos residentes na comunidade (idade média 79 anos); padrão para comparação: avaliação médica do estado nutricional; sensibilidade 98%, especificidade 100%	MNA: sensibilidade 90%, especificidade 88% (MNA-SF ponto de corte 11); MNA: sensibilidade 89% especificidade 82% (ponto de corte MNA-SF 11)

(Continua)

Tabela 4.1. Ferramentas de triagem e avaliação de risco nutricional (Continuação)

Ferramenta de triagem	Parâmetros	Estudo de desenvolvimento	Estudos de validação
Nutritional Risk Screening (NRS 2002)	Mudança de peso, consumo recente IMC, doença aguda, idade, Pontuação em risco ≥ 3	8944 pacientes internados, revisão de 128 ensaios (idade média não relatada); padrão para comparação: ensaios de suporte nutricional que demonstram resultados clínicos melhorados; sensibilidade 75%, especificidade 55%	SGA: sensibilidade 74%, especificidade 87%; SGA: sensibilidade 62%, especificidade 93%;
Malnutrition Universal Screening Tool (MUST)	Mudança de peso, recente/prevista ingestão, IMC, doença aguda Pontuação de alto risco ≥ 2	Adaptado da ferramenta de triagem do Grupo Consultivo de Subnutrição	SGA: sensibilidade 61%, especificidade 79%;[20] SGA: sensibilidade 72%, especificidade 90%;[19]
Short Nutritional Assessment Questionnaire (SNAQ)	Mudança de peso, apetite, suplementos/ alimentação por tubo, Pontuação em risco ≥ 2	291 pacientes internados (idade média de 58 anos); padrão para comparação: IMC <18,5 ou perda de peso> 5%; sensibilidade 86%, especificidade 89%	IMC <18,5 ou perda de peso recente> 5%: sensibilidade 79%, especificidade 83%
Simplified Nutritional Appetite Questionnaire (SNAQ)	Consumo recente, apetite, saciedade, mudança de paladar Pontuação em risco < 14	352 idosos residentes na comunidade (entre 60 e 102 anos); padrão para comparação: perda de peso futura 5%; sensibilidade 82%, especificidade 85%	N/A

(Continua)

RASTREAMENTO NUTRICIONAL

Tabela 4.1. Ferramentas de triagem e avaliação de risco nutricional (Continuação)

Ferramenta de triagem	Parâmetros	Estudo de desenvolvimento	Estudos de validação
Rapid Screen	Mudança de peso, IMC Pontuação em risco 2	65 pacientes internados (médicos e ortopédicos) subagudos (idade média 80 anos); Padrão para comparação: avaliação nutricional padrão; sensibilidade 79%, especificidade 97%	N/A
NSI – DETERMINE	Ingestão de alimento, alteração de peso não intencional e disponibilidade de alimento (p. ex., capacidade de preparar refeições	N/A	10 questões desenvolvidas no EUA para uso na comunidade

Adaptada de Young AM, et al., em Nutrition 29 (2013).

Miniavaliação Nutricional (MAN®)

A MAN® foi desenvolvida há mais de 20 anos, sendo considerada a ferramenta mais validada para idosos. Fornece um método simples e rápido de identificação de pacientes idosos que apresentam risco de desnutrição ou que já estão desnutridos. Identifica o risco de desnutrição antes da ocorrência de mudanças de peso ou dos níveis de proteína sérica.[13]

Inclui medidas antropométricas, história global e dietética e uma autoavaliação subjetiva. A ferramenta é dividida em duas partes: as primeiras seis questões abrangem os componentes da triagem. Levam apenas alguns minutos para serem respondidas. Os indivíduos com pontuação ≥ 12 (máximo de 14) são considerados bem nutridos, sem risco – não necessitando de avaliação adicional. Os indivíduos com escore ≤ 11 são considerados em risco de desnutrição. Nesse caso, as próximas 12 questões da MAN são completadas. O escore da avaliação total representa a pontuação de todas as 18 questões. O escore máximo total é de 30 pontos (14 da triagem e 16 das questões adicionais). O indivíduo com um escore abaixo de 17 é considerado desnutrido. Aqueles entre ≥ 17 e < 23,5 pontos é considerado em risco de desnutrição. Um escore igual ou maior que 23,5 é classificado como bem nutrido[14] (**Figura 4.1**).

Instruções práticas de como aplicar a MAN®[15]

A questão **A** pergunta se a ingestão alimentar diminuiu nos últimos três meses, devido à perda de apetite, problemas digestivos ou dificuldades para mastigar ou engolir. A pontuação 0, 1 ou 2 é dada para perda de apetite grave, moderada ou nenhuma, respectivamente. Entretanto, é possível que uma pessoa possa comer, ou receber suporte nutricional, mesmo não tendo apetite. Isso pode ser verdadeiro, sobretudo em uma casa de repouso que conta com o trabalho do nutricionista. Nesse caso, os residentes podem estar recebendo suplementos alimentares, nutrição via sonda ou assistência e encorajamento para realizar as refeições. Portanto, de acordo com a questão, pode ser mais pertinente determinar se houve diminuição grave, moderada ou nenhuma na ingestão nutricional, em vez de perda de apetite. É possível que a perda do apetite tenha mais impacto na quantidade de alimento consumido para aqueles idosos que vivem independentes. Particularmente se não possuem motivação interna ou externa para se alimentar.[15]

A questão **B** pergunta sobre a perda de peso durante os "últimos meses". Nessa questão, o espaço de tempo para a perda de peso não é especificado. Entretanto, o "Guia para Preenchimento da Miniavaliação Nutricional MAN" declara que o espaço de tempo considerado é de três meses.[15]

A questão **C** avalia a mobilidade. Pergunta se o idoso está confinado ao leito ou à cadeira, se é capaz de sair da cama/cadeira, mas não sai ou, como última opção, se sai. Nessa questão, a dúvida existe em relação ao significado de "sair". Significa deixar o quarto ou a casa? Como seria classificado um residente confinado à cadeira de rodas e que é conduzido à várias atividades na casa de repouso? No caso de a questão estar avaliando a fragilidade ou a saúde óssea, e as reservas musculares, então o idoso deve ter o escore "confinado à cadeira". Por outro lado, se a questão estiver avaliando a capacidade do residente de comparecer às refeições ou outras reuniões sociais, que poderiam encorajar a ingestão alimentar, então ele deve ter a pontuação "capaz de sair". Embora tenha sido relatado que as pessoas com mobilidade diminuída estejam em risco para dietas deficientes, isso é menos comum de ocorrer em uma casa de repouso, onde o alimento é preparado e servido aos residentes.[15]

RASTREAMENTO NUTRICIONAL

Mini Nutritional Assessment
MNA®

Nestlé NutritionInstitute

Sobrenome:		Nome:	
Sexo:	Idade: Peso, kg:	Altura, cm:	Data:

Responda à secção "triagem", preenchendo as caixas com os números adequados. Some os números da secção "triagem". Se a pontuação obtida for igual ou menor que 11, continue o preenchimento do questionário para obter o escore indicador de desnutrição.

Triagem

A Nos últimos três meses houve diminuição da ingesta alimentar devido a perda de apetite, problemas digestivos ou dificuldade para mastigar ou deglutir?
0 = diminuição severa da ingesta
1 = diminuição moderada da ingesta
2 = sem diminuição da ingesta ☐

B Perda de peso nos últimos 3 meses
0 = superior a três quilos
1 = não sabe informar
2 = entre um e três quilos
3 = sem perda de peso ☐

C Mobilidade
0 = restrito ao leito ou à cadeira de rodas
1 = deambula mas não é capaz de sair de casa
2 = normal ☐

D Passou por algum estresse psicológico ou doença agudanos últimos três meses?
0 = sim   2 = não ☐

E Problemas neuropsicológicos
0 = demência ou depressão graves
1 = demência leve
2 = sem problemas psicológicos ☐

F Índice de Massa Corporal = peso em kg / (estatura em m)²
0 = IMC < 19
1 = 19 ≤ IMC < 21
2 = 21 ≤ IMC < 23
3 = IMC ≥ 23 ☐

Escore de Triagem (subtotal, máximo de 14 pontos) ☐☐

12-14 pontos: estado nutricional normal
8-11 pontos: sob risco de desnutrição
0-7 pontos: desnutrido

Para uma avaliação mais detalhada , continue com as perguntas G-R

Avaliação global

G O paciente vive em sua própria casa (não em casa geriátrica ou hospital)
1 = sim   0 = não ☐

H Utiliza mais de três medicamentos diferentes por dia?
0 = sim   1 = não ☐

I Lesões de pele ou escaras?
0 = sim   1 = não ☐

Ref   Vellas B. Villars H. Abellan G. et al. Overview of the MNA® - Its History and
Challenges. J Nutr Health Aging 2006 ; 10 : 456-465.
Rubenstein LZ, Harker JO, Salva A, Guigoz Y. Vellas B. Screening for
Undernutrition in Geriatric Practice : Developing the Short-Form Mini
Nutritional Assessment (MNA-SF). J. Geront 2001 : 56A : M366-377
Guigoz Y. The Mini-Nutritional Assessment (MNA®) Review of the Literature
- What does it tell us? J Nutr Health Aging 2006 : 10 : 466-487
© Société des Produits Nestlé, S.A., Vevey, Switzerland. Trademark Owners
© Nestlé, 1994, Revision 2006. N67200 12/99 10M
Para maiores informações : www.mna-elderly.com

J Quantas refeições faz por dia?
0 = uma refeição
1 = duas refeições
2 = três refeições ☐

K O paciente consome:
• pelo menos uma porção diária de leite ou derivados (leite, queijo, iogurte)? sim☐ não☐
• duas ou mais porções semanais de leguminosas ou ovos? sim☐ não☐
• carne, peixe ou aves todos os dias? sim☐ não☐

0.0 = nenhuma ou uma resposta «sim»
0.5 = duas respostas «sim»
1.0 = três respostas «sim» ☐.☐

L O paciente consome duas ou mais porções diárias de fruta ouprodutos horticolas?
0 = não   1 = sim ☐

M Quantos copos de liquidos (água, suco, café, chá, leite) o paciente consome por dia?
0.0 = menos de três copos
0.5 = três a cinco copos
1.0 = mais de cinco copos ☐.☐

N Modo de se alimentar
0 = não é capaz de se alimentar sozinho
1 = alimenta-se sozinho, porém com dificuldade
2 = alimenta-se sozinho sem dificuldade ☐

O O paciente acredita ter algum problema nutricional?
0 = acredita estar desnutrido
1 = não sabe dizer
2 = acredita não ter um problema nutricional ☐

P Em comparação a outras pessoas da mesma idade, como o paciente considera a sua própria saúde?
0.0 = pior
0.5 = não sabe
1.0 = igual
2.0 = melhor ☐.☐

Q Perimetro braquial (PB) em cm
0.0 = PB < 21
0.5 = 21 ≤ PB ≤ 22
1.0 = PB > 22 ☐.☐

R Perímetro da perna (PP) em cm
0 = PP < 31
1 = PP ≥ 31 ☐

Avaliação global (máximo 16 pontos) ☐☐.☐
Escore da triagem ☐☐.☐
Escore total (máximo 30 pontos) ☐☐.☐

Avaliação do Estado Nutricional

de 24 a 30 pontos ☐ estado nutricional normal
de 17 a 23.5 pontos ☐ sob risco de desnutrição
menos de 17 pontos ☐ desnutrido

FIGURA 4.1. Miniavaliação nutricional (MAN).

61

MANUAL PRÁTICO DE ASSISTÊNCIA NUTRICIONAL AO PACIENTE GERIÁTRICO

A questão **D** refere-se à presença de doença aguda ou estresse psicológico. Nem todas as doenças agudas afetam o estado nutricional do mesmo modo. A pancreatite aguda tem o mesmo escore que uma infecção do trato urinário? Pode haver diferença na definição, também, em relação ao estresse psicológico. A perda da independência, a mudança para uma casa de repouso ou o falecimento do companheiro(a) podem ser considerados causadores de estresse psicológico. Porém, será que a perda do companheiro(a) pode ser considerada um estresse psicológico para um residente com história de disfunção cognitiva grave de longo prazo? Nesses casos, deve ser usado o julgamento clínico, mantendo em mente quais situações podem afetar, por fim, o estado nutricional.[15]

A questão **E** refere-se a problemas neuropsicológicos, como depressão e demência. Caso o idoso esteja gravemente confuso, a equipe de saúde deve buscar as informações no prontuário, para completar a MAN. A questão final da seção de triagem, a pergunta **F**, dá uma pontuação dependendo do IMC. O cálculo do IMC de um indivíduo requer altura e peso acurados.[15]

A questão **G** pergunta se o idoso vive independentemente. Em um ambiente de cuidado prolongado, todos os idosos receberiam a pontuação "0". O uso de medicamentos (p. ex., mais do que três fármacos prescritos por dia) é avaliado na questão **H**. Essa é muito clara quando se avalia um indivíduo que vive independente. Entretanto, nas casas de repouso, todos os medicamentos são prescritos pelos médicos, inclusive aqueles que não necessitam de prescrição, como a aspirina. Portanto, antes de usar a MAN em ambiente de cuidado prolongado, é mais sensato definir "medicamento prescrito". E determinar quais serão ou não contados como tal. Por exemplo, se o idoso vive em uma casa de repouso, talvez não devam ser considerados os medicamentos tipicamente disponíveis para compra sem prescrição.[15]

A questão **I** pergunta se o idoso tem ferida de pressão ou lesão na pele. No caso de possuir qualquer uma dessas lesões, então o residente recebe a pontuação "0". A questão **J** pergunta quantas refeições completas o idoso consome por dia. "Refeição completa" é definida, no "Guia", como uma ocasião em que o paciente "se senta" para comer e consome mais do que dois itens". Não está claro como responder a essa questão se o paciente estiver recebendo nutrição enteral ou parenteral. Ou suplementos hipercalóricos e hiperproteicos entre as refeições. Talvez, nesses casos, seja mais apropriado calcular a porcentagem calórica que o paciente está recebendo da necessidade total estimada. E, então, determinar a quantidade de calorias que consistiriam em uma, duas ou três refeições completas por dia. Caso a intenção da questão seja determinar a ingestão de nutrientes, pode ser feito um cálculo mais claro, incluindo todos os modos de alimentação. E não somente a ingestão oral nos períodos especificados de refeições.[15]

As questões **K**, **L** e **M** são designadas para avaliar a ingestão de alimentos proteicos, frutas e hortaliças (excluindo as batatas) e líquidos, respectivamente. Entretanto, como na questão **J**, não há acomodação para os idosos que alcançam suas necessidades de nutrientes via sonda, parenteral ou através de suplementos. No caso de 100% das necessidades nutricionais estarem sendo alcançadas via sonda, isso deveria ser equivalente a estar recebendo duas ou mais porções de frutas, de hortaliças, e todas aquelas contendo proteína no dia? Embora a alimentação via sonda forneça aporte adequado das vitaminas tipicamente encontradas nas frutas e hortaliças, ela pode não fornecer o mesmo conteúdo de fibras ou de antioxidantes.[15]

A questão **N** avalia o modo de alimentação do idoso (ex.: incapaz de comer sem assistência, alimenta-se sozinho com alguma dificuldade, ou sem nenhum problema). Uma pesquisa prévia mostrou correlação oposta entre o resultado da MAN e a necessidade de assistência nas atividades diárias de idosos que viviam independentes. Entretanto, em um ambiente de cuidado prolongado, os idosos podem receber ajuda, quando necessário, para realizar as refeições e tomar os suplementos. Também, alguns residentes recebem alimentação via sonda. Caso a intenção dessa questão seja determinar o consumo de alimentos, talvez seja mais prudente avaliar a ingestão atual e a disponibilidade de assistência nas refeições, ao invés do modo de alimentação.[15]

As questões **O** e **P** são de autopercepção com relação à saúde. E são respondidas pelo idoso. Entretanto, em alguns casos, o indivíduo pode não ser capaz de respondê-las, devido à piora cognitiva ou ao impedimento físico. Nesses casos, o cuidador dá a sua opinião. Donini e colaboradores propuseram um "escore proporcional e objetivo" para a MAN, quando aplicada a idosos em cuidado prolongado. Nesse método, a autopercepção da saúde e do estado nutricional foi substituída por avaliações objetivas do médico. Ou seja, o estudo foi realizado independentemente da habilidade cognitiva do idoso, evitando que questões não sejam respondidas. O método pode ser interessante para

MANUAL PRÁTICO DE ASSISTÊNCIA NUTRICIONAL AO PACIENTE GERIÁTRICO

profissionais da saúde que, rotineiramente, avaliam o estado nutricional de idosos. Dados apoiam o uso dessas adaptações na MAN, aumentando o seu valor preditivo total de 80% para 85%, e a sua especificidade de 13% para 25%. Uma fita métrica é necessária para os itens **Q** e **R**. A circunferência do braço não dominante é medida para responder à questão **Q**. A circunferência da panturrilha, com o indivíduo em pé ou sentado, é necessária para a questão **R**.[15]

Uma vez que o idoso tenha sido identificado como desnutrido ou em risco para desnutrição, a MAN pode ser usada como um guia para intervenções nutricionais. A ferramenta pode, também, ser usada para reavaliar, rotineiramente, o estado nutricional dos idosos.

Em 2001, houve o desenvolvimento da Mini Nutritional Assessment reduzida (MNA®-SF), composta por seis questões que correspondem à parte inicial do instrumento, sendo esses itens de maior sensibilidade para a detecção da condição de risco nutricional em idosos (**Figura 4.2**). A MNA® foi revisada e validada, em 2009,[16] quanto se propõe a utilização da circunferência da panturrilha em substituição ao IMC, se este não estiver disponível, mantendo os mesmos resultados.[12]

Em síntese, o MNA® é a ferramenta de triagem mais bem validada para idosos. O estudo original de validação no total MNA® demonstrou que esse instrumento tinha uma sensibilidade de 96%, especificidade de 98% e valor preditivo positivo de 97% em comparação com o estado clínico. O MNA®-SF original tem uma sensibilidade de 98%, especificidade de 100% e precisão diagnóstica de 99% para predizer a desnutrição. A sensibilidade e especificidade do instrumento na versão reduzida é quase idêntico ao original.[17]

Seus resultados se correlacionam com a função imune, morbidade e mortalidade. Apresenta como vantagens o fato de não necessitar de qualquer teste bioquímico. Como ponto crítico o fato de que várias de suas perguntas são dirigidas aos idosos independentes e não para aqueles que residem em ambiente de cuidado prolongado ou que estejam recebendo suporte nutricional enteral. Apesar dessas limitações, que podem ser sanadas na presença de cuidador ou familiares, a MAN é uma ferramenta útil e considerada a mais sensível, atualmente disponível, para a avaliação e reavaliação do estado nutricional de idosos.

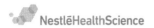

Mini Avaliação Nutricional
MNA® – Versão Reduzida

Sobrenome:			Nome:	
Sexo:	Idade:	Peso, kg:	Altura, cm:	Data:

Completar a avaliação, preenchendo as caixas com os números adequados. Some os números para obter o escore final de triagem.

Triagem

A Nos últimos três meses houve diminuição da ingesta alimentar devido à perda de apetite, problemas digestivos ou dificuldade para mastigar ou deglutir?
0 = diminuição severa da ingesta
1 = diminuição moderada da ingesta
2 = sem diminuição da ingesta ☐

B Perda de peso nos últimos 3 meses
0 = superior a três quilos
1 = não sabe informar
2 = entre um e três quilos
3 = sem perda de peso ☐

C Mobilidade
0 = restrito ao leito ou à cadeira de rodas
1 = deambula mas não é capaz de sair de casa
2 = normal ☐

D Passou por algum estresse psicológico ou doença aguda nos últimos três meses?
0 = sim   2 = não ☐

E Problemas neuropsicológicos
0 = demência ou depressão graves
1 = demência leve
2 = sem problemas psicológicos ☐

F1 Índice de Massa Corporal (IMC = peso [kg] / estatura [m^2])
0 = IMC < 19
1 = 19 ≤ IMC < 21
2 = 21 ≤ IMC < 23
3 = IMC ≥ 23 ☐

SE O CÁLCULO DO IMC NÃO FOR POSSÍVEL, SUBSTITUIR A QUESTÃO F1 PELA F2.
NÃO PREENCHA A QUESTÃO F2 SE A QUESTÃO F1 JÁ TIVER SIDO COMPLETADA.

F2 Circunferência da Panturrilha (CP) em cm
0 = CP menor que 31
3 = CP maior ou igual a 31 ☐

Escore de Triagem ☐☐
(máximo: 14 pontos)

12-14 pontos: estado nutricional normal
8-11 pontos: sob risco de desnutrição
0-7 pontos: desnutrido

Para uma avaliação mais detalhada, preencha a versão completa no MAN®, que está disponível no www.mna-elderly.com

Ref. Vellas B, Villars H, Abellan G, et al. *Overview of the MNA® - Its History and Challenges.* J Nutr Health Aging 2006;10:456-465.
Rubenstein LZ, Harker JO, Salva A, Guigoz Y, Vellas B. *Screening for Undernutrition in Geriatric Practice: Developing the Short-Form Mini Nutritional Assessment (MNA-SF).* J. Geront 2001;56A: M366-377.
Guigoz Y. *The Mini-Nutritional Assessment (MNA®) Review of the Literature - What does it tell us?* J Nutr Health Aging 2006; 10:466-487.
® Société des Produits Nestlé, S.A., Vevey, Switzerland, Trademark Owners
© Nestlé, 1994, Revision 2009. N67200 12/99 10M
Para mais informações: www.mna-elderly.com

FIGURA 4.2. Miniavaliação nutricional reduzida® (MNA-SF).

DETERMINE

A DETERMINE Sua Saúde Nutricional (DETERMINE Your Nutritional Health) (**Tabela 4.2**) é uma lista que foi desenvolvida como ferramenta de triagem para idosos que vivem independentemente e que podem estar em risco nutricional. O material foi desenvolvido em 1991, nos Estados Unidos, como parte do programa de saúde pública denominado "Iniciativa de triagem nutricional (Nutrition Screening Initiative – NSI")". O foco primário é a autotriagem, possibilitando que cada idoso esteja ciente de sua condição de risco nutricional.[18]

Além da autotriagem, dois níveis foram criados pelo NSI. O nível I inclui itens com respostas "sim" ou "não", relacionados à saúde nu-

Tabela 4.2. Determine sua saúde nutricional

Questões	Respostas afirmativas
1. Eu tenho alguma doença que fez com que eu mudasse meu hábito alimentar no tipo e na quantidade de alimentos?	2 pontos
2. Eu faço menos que duas refeições por dia?	3 pontos
3. Eu como poucas frutas, legumes, verduras, leite ou substitutos?	2 pontos
4. Eu bebo 3 ou mais doses de cerveja, vinho ou licor quase todos os dias?	2 pontos
5. Eu apresento algum problema bucal que dificulte minha alimentação?	2 pontos
6. Eu tenho problemas financeiros que me dificultam a compra de alimentos?	4 pontos
7. Eu me alimento sozinho a maior parte do tempo?	1 ponto
8. Eu uso 3 ou mais medicamentos diferentes por dia?	1 ponto
9. Eu ganhei ou perdi cerca de 5 quilos nos últimos 6 meses, involuntariamente?	2 pontos
10. Algumas vezes, eu tenho dificuldades físicas para fazer compras, cozinhar e/ou alimentar-me sozinho?	2 pontos

Pontuação

0-2	BOM	sem risco nutricional
3-5	MODERADO	risco nutricional
6 ou mais	ALTO	risco nutricional

tricional no idoso. Cada item é pontuado com um peso numérico. Os itens incluem:[18]

- Presença de doença ou de condição que mude o tipo ou a quantidade de alimentação ingerida.
- Consumo de menos que duas refeições por dia.
- Ingestão de poucas frutas, hortaliças ou produtos de laticínio.
- Consumo de três ou mais doses de bebidas alcoólicas no dia.
- Presença de cáries ou problemas bucais que dificultem a ingestão.
- Restrições financeiras (não tem dinheiro suficiente para comprar os alimentos que necessita).
- Isolamento social (come sozinho a maior parte do tempo).
- Uso de três ou mais medicamentos prescritos ou de uso popular.
- Ganho ou perda não intencional de aproximadamente 5 kg nos últimos seis meses.
- Impossibilidade de comprar, cozinhar ou se alimentar sozinho.[18]

O escore cumulativo varia de 0 a 21. O risco nutricional dos idosos é classificado em: alto (escore > 6), moderado (escore de 3 a 5) ou baixo (escore de 0 a 2). O indivíduo com resultado baixo é aconselhado a fazer nova triagem dentro de seis meses. Aqueles com resultado moderado recebem orientação para a necessidade de melhorar os hábitos alimentares e o estilo de vida. Nesse caso, a orientação é fazer nova triagem em três meses. No resultado alto, de seis pontos para cima, a ferramenta indica que o idoso leve a ficha preenchida para o seu médico, nutricionista, outro profissional da saúde ou para um agente social qualificado, para discutir sobre qualquer dos problemas existentes.

O nível II foi desenvolvido para profissionais especializados. Esse nível requer medidas da estatura, peso, circunferência do braço, prega cutânea do tríceps, albumina e colesterol séricos. Existem perguntas sobre o uso de medicamentos, os hábitos alimentares, o meio ambiente em que vive e a condição funcional. Os pesos dados na DETERMINE são arbitrários, já que existem pontos de corte que foram elaborados para dar atenção adicional[18].

Poucos estudos validaram a DETERMINE. Existe falta de dados sobre a sensibilidade e especificidade do instrumento em relação a outros índices específicos de saúde ou de estado nutricional. Não existe informação da consistência interna dos itens. Também, as recomendações sugeridas no instrumento não são específicas. E não há evidência de sua eficácia. Portanto, embora a DETERMINE seja uma ferramenta histórica de triagem nutricional para a população de idosos da comunidade, ela não foi cuidadosa e sistematicamente avaliada.[18]

Nutritional Risk Screening (NRS) 2002

A NRS 2002 tem sido proposta como ferramenta de triagem universal para a desnutrição em pacientes hospitalizados por avaliação do índice de massa corporal (IMC), perda de peso, apetite e gravidade da doença. Permite uma identificação mais rápida e simples de doentes que necessitem de suporte nutricional e reflete especialmente a gravidade de comorbidades agudas. Entretanto, a NRS não foi desenvolvida especificamente para pacientes geriátricos.[19]

Em um estudo recente em relação ao NRS e MAN em 169 pacientes idosos, a MAN classificou mais pacientes sob risco de desnutrição do que o NRS (73% *vs.* 42%, respectivamente)[20] (**Figura 4.3**).

Na prática clínica, constata-se que A MAN é considerada padrão ouro para avaliação de idosos, grupo para o qual foi desenvolvida, enquanto que a NRS 2002 tem grande potencial em cenário hospitalar, já que foi desenvolvida especificamente para pacientes nessa condição e com necessidade de suporte nutricional.[21]

Pelo fato de a população idosa apresentar um crescimento acentuado, a prestação de cuidados de saúde, incluindo a assistência nutricional por meio de modelos adequados, deveria ser prática rotineira durante a hospitalização, pois diagnósticos e tratamentos precoces podem evitar longos períodos de internação e complicações.[22]

RASTREAMENTO NUTRICIONAL

Perguntas para triagem simples:

1. O IMC é < 20,5?
2. A ingestão foi reduzida durante a última semana?
3. Houve perda de peso recente?
4. O paciente é gravemente doente?

Se a resposta é sim a alguma dessas perguntas, a triagem formal é realizada:

Estado nutricional debilitado		Gravidade da doença (~ metabolismo da doença)	
Ausente **Escore 0**	Estado nutricional normal	**Ausente** **Escore 0**	Requerimentos nutricionais normais
Leve **Escore 1**	Perda de peso > 5% em 3 meses ou Ingestão alimentar abaixo de 50-70% do requerimento normal na semana anterior	**Leve** **Escore 1**	Fratura de quadril Pacientes crônicos, em particular com complicações agudas: cirrose (11), DPOC (12) Hemodiálise crônica, diabetes, câncer
Moderado **Escore 2**	Perda de peso > 5% em 2 meses ou IMC 18,5-20,5 + condição geral debilitada ou Ingestão alimentar entre 25-50% do requerimento normal na semana anterior	**Moderado** **Escore 2**	Cirurgia abdominal grande (13-15). AVC (16) Pneumonia grave, câncer hematológico
Grave **Escore 3**	Perda de peso > 5% em 1 mês (~> 15% em 3 meses (17)) ou IMC < 18,5 + condição geral debilitada (17) ou Ingestão alimentar entre 0-25% do requerimento normal na semana anterior	**Grave** **Escore 3**	Traumatismo craniano (18,19) Transplante de medula óssea (20) Paciente de terapia intensiva (APACHE 10)
Escore:		+	

Escore total

Calcule o escore total:
1. Encontre um escore (0-3) para estado nutricional debilitado (somente um: escolha a variável co o escore mais elevado) e gravidade da doença (~ metabolismo do estresse, isso é, aumento nos requerimentos nutricionais).
2. Some os dois escores (escore total).
3. Se idade ≥ 70 anos, adicione 1 ao escore total para corrigir a fragilidade das pessoas idosas.
4. Se o total com a idade corrigida ≥ 3, inicie o suporte nutricional.

Fonte: Kondrup, et al., 2003.

FIGURA 4.3. NRS 2002.

REFERÊNCIAS BIBLIOGRÁFICAS

1. Saunders J, Smith T. Malnutrition: causes and consequences. Clin Med. 2010: 10:624-627.
2. Waitzberg DL, Rodrigues JG, Correia MITD. Desnutrição Hospitalar no Brasil. In: Waitzberg DL. Nutrição Oral, Enteral e Parenteral na Prática Clínica. São Paulo: Atheneu, 2000. p 394.
3. Waitzberg DL, Baxter YC. Custos do tratamento de pacientes recebendo terapia nutricional: da prescrição à alta. Nutr Pauta 2004. p.18-30.
4. Barbosa E, Colombo PPF, Nogueira TL, Freitas SFT. Perfil nutricional de crianças desnutridas internadas – uma realidade do Hospital Infantil Joana de Gusmão. Rev Bas Nutr Clín 2002;17:137-42.
5. White JV, Guenter P, Jensen G, et al. Consensus statement: Academy of Nutrition and Dietetics and American Society for Parenteral and Enteral Nutrition: characteristics recommended for the identification and documentation of adult malnutrition (undernutrition). JPEN J Parenter Enteral Nutr 2012; 36:275.
6. Mueller C, Compher C, Ellen DM. A.S.P.E.N clinical guidelines: nutrition screening, assessment, and intervention in adults. JPEN J Parenter Enteral Nutrition 2011:35:16-24
7. Young AM, Kidston S, Merrilyn DA, et al. Malnutrition screening tools: Comparison against two validated nutrition assessment methods in older medical inpatientients. Nutrition, 2013:29:101-106.
8. Kyle UG, Genton L, Pichard C. Hospital length ofstay and nutritional status. Curr Opin Nutr Metabol Care. 2005; 8(4):397-402.
9. ASPEN: Guidelines for the use of parenteral and enteral nutrition in adult and pediatric patients. JPEN J Parenter Enteral Nutr 26(1 Suppl):1SA--138SA, 2002
10. Kondrup J, Rasmussen HH, Hamberg O, Stanga Z, ESPEN Working Group. Nutritional risk screening (NRS 2002): a new method based on an analysis of controlled clinical trials. Clin Nutr. 2003; 22(3):321-336.
11. Guigoz Y, Lauque S, Vellas BJ: Identifying the elderly at risk for malnutrition. The Mini Nutritional Assessment. Clin Geriatr Med 18(4):737-57, 2002.
12. Bauer JM, Vogl T, Wicklein S, Trögner J, Mühlberg W, Sieber CC. Comparison of the MiniNutritional Assessment, SubjectiveGlobalAssessment, and Nutritional Risk Screening (NRS2002) for nutritional screening and assessment in geriatric hospital patients. Z Gerontol Geriatr. 2005;38(5):322-7.
13. Murphy MC, Brooks CN, New SA, Lumbers ML., 7. The use of the Mini Nutritional Assessment (MNA) tool in elderly orthopaedic patients., Eur J Clin Nutr 2000;54:555-562.

14. Drescher T, Singler K, Ulrich A, Koller M, Keller V, Cristian-Crain M, Kressig RW. Comparison of two malnutrition risk screening methods (MNA and NRS 2002) and their association with markers of protein malnutrition in geriatric hospitalized patients.Eur J Clin Nutr 2010 Aug;64(8):887-93. Epub 2010 May 19.

15. Sieber C C. Nutritional screening tools: how does the MNA compare? Journal of Nutrition, health and Aging. 2006; 10(6):488-494.

16. Kaiser R, Bauer JM, Ramsch C. Validation of the Mini Nutritional Assessment 41. Short-Form (MNA®-SF): a practical tool for identification of nutritional status. The Journal of Nutritional, Health & Aging 2009;13(9):782-8.

17. Rubenstein LZ, Harker JO, Salvà A, Guigoz Y, Vellas B. Screening for undernutrition in geriatric practice: developing the short-form mini-nutritional assessment (MNA-SF). J Gerontol A Biol Sci Med Sci. 2001 Jun;56(6):M366-72

18. Hudgens J, Langkamp-Henken B, Stechmiller J, et al.: Immune function is impaired with a Mini Nutrition Assessment score indicative of malnutrition in nursing home elders with pressure ulcers. JPEN J Parenter Enteral Nutr 28:416-422, 2004.

19. Raslan M, Gonzales MC, Gonçalves MCD, Nascimento M, Castro M, Marques P, Segatto S, Torrinhas RS, Cecconello I, Waitzberg DL. Comparison of nutritional risk screening tools for predicting clinical outcomes in hospitalized patients. Nutrition. 2010 Jul-Aug;26(7-8):721-726.

20. Huhmann MB, Cunningham RS. Importance of nutritional screening in treatment of cancer-related weight loss. Lancet Oncol. 2005; 6(5):334-43.

21. Allard JP, Aghdassi E, McArthur M, et al.: Nutrition risk factors for survival in the elderly living in Canadian long-term care facilities. J Am Geriatr Soc 52(1):59-65, 2004.

22. Donini LM, Savina C, Rosano A, et al.: MNA predictive value in the follow-up of geriatric patients. J Nutr Health Aging 7(5):282-93, 2003.

capítulo 5

Avaliação Antropométrica e Composição Corporal

- Ana Paula de Almeida Marques
- Mariana Staut Zukeran
- Vivian Serra da Costa

O envelhecimento é caracterizado por mudanças na composição corporal, que incluem a diminuição da massa muscular esquelética e aumento progressivo de tecido adiposo na vida adulta, seguido por sua redução ao envelhecer associada à redistribuição da gordura corporal.[1] Portanto, a avaliação da massa muscular em idosos é de extrema importância, pois o músculo esquelético é o maior órgão do corpo e sua manutenção é essencial na prevenção a agravos à saúde da população idosa.[2] Neste capítulo, apresentaremos técnicas validadas pela literatura para avaliação da composição corporal e massa muscular em idosos.

Antropometria

A avaliação antropométrica é essencial na avaliação nutricional geriátrica, porém algumas alterações que ocorrem com o envelhecimento podem comprometer a determinação de um diagnóstico acurado e preciso, sendo necessários cuidados específicos no sentido de neutralizar ou amenizar o efeito dessas alterações sobre a avaliação.[3]

É caracterizada pela mensuração do corpo humano ou de suas partes, incluindo medidas de peso, altura, pregas cutâneas e circunferência dos membros. Apresenta algumas vantagens, como: ser não invasiva, de fácil execução, baixo custo e alta confiabilidade. Entretanto, sofre interferência em sua acurácia, em situações limítrofes do estado nutricional, na presença de ascite ou edema e exige padronização e manutenção periódica dos equipamentos utilizados.[4]

Peso

É a soma dos componentes corporais e reflete o equilíbrio protei-coenergético do indivíduo. É um importante parâmetro de avaliação nutricional, pois as perdas ponderais graves estão relacionadas com o aumento da taxa de morbimortalidade. A medida do peso tem algumas limitações, como em pacientes acamados, que requerem o uso de uma maca com balança ou de fórmulas preditivas para estimar seu valor, ou em pacientes edemaciados, cujo peso não pode ser considerado um valor fidedigno. Para realizar a aferição do peso, o paciente deve ser pesado em pé, na posição ereta, de modo a distribuir igualmente o peso em ambos os pés, descalços, braços estendidos lateralmente, com o mínimo de vestuário possível (**Figura 5.1**).

Na impossibilidade de medir o peso da forma descrita por incapacidade do indivíduo, o valor do peso deve ser obtido através de equações que usam variáveis antropométricas, que são passíveis de serem utilizadas mesmo em indivíduos acamados ou impossibilitados de permane-

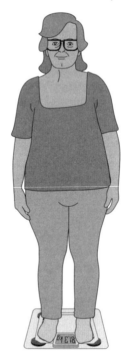

FIGURA 5.1. Técnica para mensurar peso.

AVALIAÇÃO ANTROPOMÉTRICA E COMPOSIÇÃO CORPORAL

cerem em pé. As equações foram propostas por Chumlea (1985) e são específicas para os sexos:

Homem: (0,98 × CP) + (1,16 × AJ) + (1,73 × CB) + (0,37 × DCSE) – 81,69

Mulher: (1,27 × CP) + (0,87 × AJ) + (0,98 × CB) + (0,4 × DCSE) – 62,35

Onde, CP: circunferência da panturrilha; AJ: altura do joelho; CB: circunferência do braço; DCSE: dobra cutânea subescapular.[4]

- **Peso atual:** é a medida mais simples e habitualmente aferida no momento da avaliação nutricional.[5]

- **Peso usual ou habitual:** é o valor considerado como normal pelo paciente, utilizado na avaliação das mudanças de peso e em casos de impossibilidade de medir o peso atual. A perda de peso involuntária é uma informação importante para avaliar a gravidade do estado nutricional do indivíduo.[5]

- **Peso ideal ou desejável:** o modo mais prático para o cálculo do peso ideal ou desejável é pela utilização do IMC:[5]
   - Peso ideal ou desejável = IMC desejado x estatura[2] (m).

- **Adequação do peso:** a porcentagem de adequação do peso atual em relação ao ideal ou desejável é calculada a partir da fórmula:[5]
   - Adequação peso atual:

$$\text{Adequação do peso (\%)} = \frac{\text{peso atual (kg)} \times 100}{\text{peso ideal}}$$

   - Adequação peso habitual:

$$\text{Adequação do peso (\%)} = \frac{\text{peso atual (kg)} \times 100}{\text{peso habitual}}$$

A classificação do estado nutricional pode ser realizada de acordo com a adequação do peso ou com a perda de peso em relação ao tempo (**Tabelas 5.1** e **5.2**).

- **Peso ajustado:** o termo peso ajustado tem caído cada vez mais em desuso, mas trata-se da correção do peso quando este for inferior a 95% ou superior a 115% do peso ideal. O peso ajustado é calculado da seguinte forma:

Peso ajustado = (peso atual – peso ideal) × 0,25 + peso ideal.[6]

75

MANUAL PRÁTICO DE ASSISTÊNCIA NUTRICIONAL AO PACIENTE GERIÁTRICO

Tabela 5.1. Classificação do estado nutricional de acordo com a adequação do peso

Adequação do peso (%)	Estado nutricional
< 70	Desnutrição grave
70,1-80	Desnutrição moderada
80,1-90	Desnutrição leve
90,1-110	Eutrofia
110,1-120	Sobrepeso
> 120	Obesidade

Fonte: Blackburn, GL, Thornton PA, 1979.

Tabela 5.2. Classificação da perda de peso em relação ao tempo

Tempo	Perda significativa de peso (%)	Perda grave de peso (%)
1 semana	1-2	> 2
1 mês	5	> 5
3 meses	7,5	> 7,5
6 meses	10	> 10

Fonte: Blackburn, GL, Thornton PA, 1979.

Estatura

Para medir a altura, os pacientes devem ficar posicionados em pé, de costas para a haste do equipamento, com os braços estendidos ao longo do corpo, a palma das mãos voltadas para ele, os pés descalços e juntos e com os calcanhares, as panturrilhas, as nádegas, os ombros e a parte posterior da cabeça encostados na haste. Quando não for possível encostar as cinco partes descritas, procura-se encostar pelo menos três: calcanhares, nádegas e ombros. A cabeça (sem adereços) deve ser posicionada ao centro do equipamento e no plano de Frankfurt, em paralelo ao chão (**Figura 5.2**).

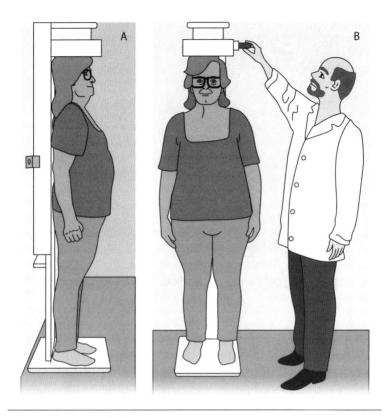

FIGURA 5.2. (**A** e **B**) Técnicas para mensurar a estatura.

Quando o paciente apresentar condições que impossibilitem a aferição da estatura, a mesma deve ser estimada pela altura do joelho com auxílio do *knee calipter* (**Figura 5.3**). Para a estimativa de altura, o paciente deve estar deitado e curvar o joelho a um ângulo de 90°. Faz-se a medida da coxa próxima a patela, utilizando uma régua com escalas. Para o cálculo da altura, utilizam-se as seguintes fórmulas (Chumlea, 1984):

Homem: (2,02 × AJ) – (0,04 × idade em anos) + 64,19

Mulher: (1,83 × AJ) – (0,24 × idade em anos) + 84,88

Onde, AJ: altura do joelho (cm).[4]

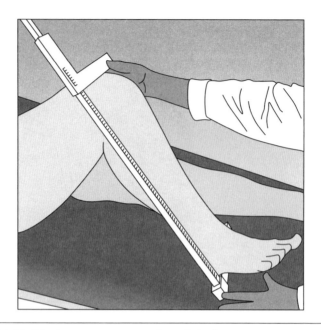

FIGURA 5.3. Técnica para mensurar a altura do joelho.

Outros métodos alternativos para estimar a altura:
- **Envergadura do braço:** os braços devem ficar estendidos formando um ângulo de 90° com o corpo. Assim, mede-se a distância entre os dedos médios das mãos utilizando-se uma fita métrica flexível. A medida obtida corresponde à estimativa de estatura do indivíduo (**Figura 5.4**).[5]

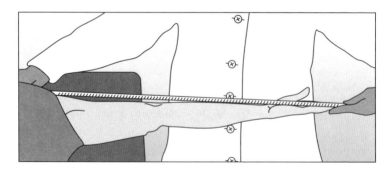

FIGURA 5.4. Técnica para estimar altura.

- **Estatura recumbente:** o indivíduo deverá estar em posição supina e com o leito horizontal completo. Marcam-se no lençol pontos referentes ao topo da cabeça e a base do pé e, depois, é medida a distância entre esses pontos com auxílio de fita flexível.[5]

Índice de Massa Corporal

Juntamente com o peso, a estatura é utilizada para o cálculo do índice de massa corporal (IMC), por meio da fórmula de Adolphe Quetelet, calculado através da razão peso/altura^2 e classificado conforme OPAS (2001):

- < 23 kg/m^2: desnutrição.
- > 23-28 kg/m^2: eutrofia.
- > 28-30 kg/m^2: sobrepeso.
- > 30 kg/m^2: obesidade.

O IMC é considerado um índice simples, prático e de baixo custo para obtenção do estado nutricional do paciente, entretanto, não pode ser considerado um indicador sensível de desnutrição, já que não é capaz de distinguir a perda de massa magra da perda de gordura. As medidas antropométricas são limitadas porque sofrem influência das mudanças agudas no estado clínico do paciente. É importante investigar a composição corporal, sobretudo quando os valores de IMC estiverem nos limites ou fora da normalidade. Assim, não é recomendado diagnosticar o estado nutricional apenas pelo IMC, devendo ser associado a outros parâmetros antropométricos, bioquímicos e dietéticos.[7]

Estimativa de peso e IMC para amputados

Para estimar o peso em indivíduos amputados, deve-se somar a parte amputada ao peso atual.

Porcentagens do peso correspondente a cada seguimento do corpo (Osterkamp LK e cols., 1995):

- **Membros inferiores (16%):** coxa (10,1%). panturrilha (4,4%). pé (1,5%).
- **Membros superiores (5%):** do ombro ao cotovelo (2,7%). do cotovelo ao punho (1,6%). mão (0,7%).

Peso corporal estimado (kg) = peso atual (kg) + (peso atual × % peso corporal amputado)

Para calcular o IMC, utiliza-se o peso corrigido:

IMC corrigido (kg/m²) = peso corporal estimado (kg)/altura²

Circunferências do Braço

A circunferência do braço (CB) representa a soma das áreas do tecido ósseo, muscular e adiposo do braço. Permite por meio de aplicações de fórmulas, o cálculo da área muscular do braço (AMB) e circunferência muscular do braço (CMB) (**Figura 5.5**).[8]

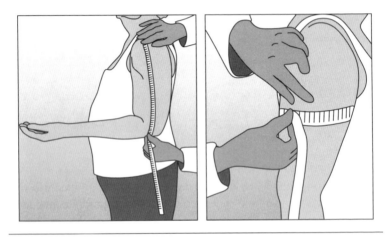

FIGURA 5.5. Técnica para mensurar a circunferência do braço.

Realizando a medida

- Realizada no braço não dominante flexionado, formando um ângulo reto.
- Calculado um ponto médio entre as extremidades do acromial da escapula e olecrano da ulna.
- Com o braço relaxado e estendido ao longo do corpo e com a palma da mão voltada para a coxa, contorna-se o ponto médio com a fita métrica, sem realizar pressão.[9]

Para a circunferência do braço pode-se usar a classificação em percentis de SABE/OPAS ou NHANES, ambas abrangem também pacientes acima de 80 anos. A SABE/OPAS foi realizada com a população de São Paulo com pacientes saudáveis e a NHANES usou como referência pacientes saudáveis na população americana (**Tabelas 5.3** a **5.8**).

Tabela 5.3. Percentis da circunferência do braço (cm) para mulheres por idade (60 a > 80 anos) segundo SABE/OPAS

Idade	5	10	25	50	75	90	95
60-64	26	28	30	33	35	37	39
65-69	25	27	28	31	34	36	38,45
70-74	24	25	28	31	34	37	40
75-79	24	26	28	31	33	36	38
> 80	22	23	26	29	31	34	35,15

Fonte: Barboza AR, et al., 2005.

Tabela 5.4. Percentis da circunferência do braço (cm) para homens por idade (60 a > 80 anos) segundo SABE/OPAS

Idade	5	10	25	50	75	90	95
60-64	24,90	27	29	30	32	35	37
65-69	24,55	27	29	30	32	34,90	36
70-74	24	26	27	30	32	34	35,25
75-79	23	24	26	29	31	33	35
> 80	22	23	25	28	30	32	33

Fonte: Barboza AR, et al., 2005.

Tabela 5.5. Classificação do estado nutricional segundo classificação da CB em percentis

Percentil	Classificação
< P5	Desnutrição
P5-P10	Risco de desnutrição
P10-P90	Eutrofia
> P90	Obesidade

Fonte: Barboza AR, et al., 2005.

MANUAL PRÁTICO DE ASSISTÊNCIA NUTRICIONAL AO PACIENTE GERIÁTRICO

Tabela 5.6. Percentis da circunferência do braço (cm) para homens por idade (60 a > 80 anos) segundo NHANES III

Idade	10	15	25	50	75	85	90
60-69	28,4	29,2	30,6	32,7	35,2	36,2	37
70-79	27,5	28,2	29,3	31,3	33,4	35,1	36,1
> 80	25,5	26,2	27,3	29,5	31,5	32,6	33,3

Fonte: Ministério da Saúde, 2016.

Tabela 5.7. Percentis da circunferência do braço (cm) para mulheres por idade (60 a > 80 anos) segundo NHANES III

Idade	10	15	25	50	75	85	90
60-69	26,2	26,9	28,3	31,2	34,3	36,5	38,3
70-79	25,4	26,1	27,4	30,1	33,1	35,1	36,7
> 80	23	23,8	25,5	28,4	31,5	33,2	34

Fonte: Ministério da Saúde, 2016.

Tabela 5.8. Classificação da CB, segundo % de adequação

$$\text{Adequação da CB (\%)} = \frac{\text{CB obtida (cm)} \times 100}{\text{CB percentil 50 (cm)}}$$

Desnutrição grave	Desnutrição moderada	Desnutrição leve	Eutrofia	Sobrepeso	Obesidade
70%	70-80%	80-90%	90-110%	110-120%	> 120%

Fonte: Blackburn e Thornton, 1979.

Circunferência da Panturrilha

A circunferência da panturrilha (CP) é considerada um indicador sensível de alterações musculares no indivíduo idoso, indicando alterações que ocorrem com a idade e o decréscimo na atividade física, sendo utilizado para monitoração dessas alterações.[5]

Realizando a medida

A medida deverá ser realizada na perna esquerda, com uma fita métrica flexível, na sua parte mais protuberante, com o paciente com a perna dobrada formando um ângulo de 90 graus com o joelho (**Figura 5.6** e **Tabelas 5.9** a **5.11**).

▶ 82

AVALIAÇÃO ANTROPOMÉTRICA E COMPOSIÇÃO CORPORAL

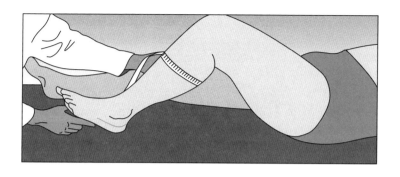

FIGURA 5.6. Técnica para mensurar a circunferência da panturrilha.

Tabela 5.9. Percentis de circunferência da panturrilha (cm) para mulheres por idade (60 a ≥ 80 anos)

Idade	5	10	25	50	75	90	95
60-64	31,00	32,00	34,00	36,00	40,00	42,00	44,00
65-69	29,50	31,00	33,00	36,00	38,00	41,00	42,00
70-74	29	30,00	33,00	36,00	39,00	41,00	42,00
75-79	29	30,00	32,00	35,00	37,50	40,00	41,00
≥ 80	27	28,00	31,00	34,00	36,00	38,00	41,00

Fonte: Barboza AR, et al., 2005.

Tabela 5.10. Percentis de circunferência da panturrilha (cm) para homens por idade (60 a ≥ 80 anos)

Idade	5	10	25	50	75	90	95
60-64	30,90	32,00	34,00	36,00	38,50	40,20	43,00
65-69	31,50	32,00	34,00	36,00	38,00	40,00	42,50
70-74	30,70	31,00	32,50	35,00	38,00	39,00	40,00
75-79	29,00	30,90	33,00	35,00	38,00	40,00	41,50
≥ 80	27,00	29,00	31,00	34,00	36,00	38,00	39,00

Fonte: Barboza AR, et al., 2005.

MANUAL PRÁTICO DE ASSISTÊNCIA NUTRICIONAL AO PACIENTE GERIÁTRICO

Tabela 5.11. Classificação da CP por percentil

Percentil	Classificação
< P5	Desnutrição
P5-P10	Risco de Desnutrição
P10-P90	Eutrofia
> P90	Obesidade ou musculatura desenvolvida

Fonte: Barboza AR, et al., 2005.

Uma outra maneira de detectar a depleção de massa muscular pela circunferência da panturrilha, foi sugerido pela OMS, 1995:

- < 31 cm – inadequado em massa muscular.
- > 31 cm – adequado em massa muscular.

Estudo mais recente, realizado com a população brasileira, indica diferentes pontos de corte estratificados por gênero (vide Capítulo 6 – Sarcopenia).

Circunferência da Cintura (CC)

A medida da circunferência abdominal tem sido proposta como um dos melhores preditores antropométricos de gordura visceral. Sua medida está altamente associada ao risco cardiovascular.[3]

Realizando a medida

A medida deve ser verificada entre as costelas inferiores e as cristas ilíacas. A leitura é feita no momento da expiração. A medida da circunferência da cintura, isoladamente, é analisada a partir dos pontos de corte sugeridos pela Organização Mundial da Saúde (OMS)[3] (**Tabela 5.12** e **Figura 5.7**).

Tabela 5.12. Referência da circunferência da cintura – risco de complicações metabólicas

Gênero	Elevado	Muito elevado
Masculino	≥ 94 cm	≥ 102 cm
Feminino	≥ 80 cm	≥ 88 cm

Fonte: I Diretriz Brasileira de Diagnóstico e Tratamento da Síndrome Metabólica, 2005.

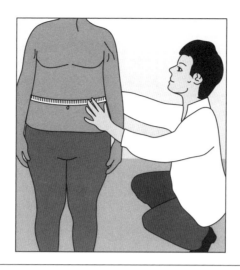

FIGURA 5.7. Técnica para mensurar a circunferência da cintura.

Relação Cintura/Quadril (CQ)

Utilizado na avaliação do tipo de distribuição de gordura, entretanto, estudos têm encontrado associação moderada entre esse indicador e o acúmulo abdominal de gordura. Um fator complicador é o fato de não termos pontos de corte específicos para faixa etária da população idosa, sendo utilizado os mesmos pontos de corte de adultos.[3]

Realizando a medida

A medida do quadril deve ser feita no nível da sínfise púbica, com a fita métrica circundando o quadril na parte mais saliente entre a cintura e a coxa, com o indivíduo usando roupas finas. Realiza-se a leitura no milímetro mais próximo[3] (**Tabela 5.13** e **Figura 5.8**).

$$RCQ = \frac{\text{Circunferência da cintura (cm)}}{\text{Circunferência do quadril (cm)}}$$

Tabela 5.13. Pontos de corte para RCQ segundo a World Health Organization (1998)

Sexo	Favorável	Desfavorável
Masculino	< 1,0	> 1,0
Feminino	< 0,85	> 0,85

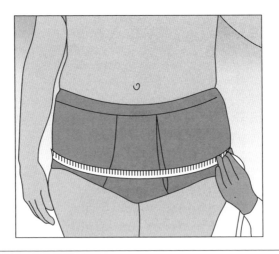

FIGURA 5.8. Técnica para mensurar a circunferência do quadril.

Circunferência Muscular do Braço

A reserva de tecido muscular pode ser estimada antropometricamente pela circunferência muscular do braço (CMB). A CMB, apesar de não levar em consideração a irregularidade no formato dos tecidos do braço, deve ser o indicador de escolha, uma vez que reflete a reserva de tecido muscular. Um contraponto é o fato de não descontar a área óssea.[8] Obtida através da CB + prega cutânea:

- CMB (cm) = CB − (3,14 × DCT ÷ 10)
- CB: circunferência do braço (cm)
- DCT: dobra cutânea tricipital (mm)

Assim como na CB para a avaliação da CMB, pode-se usar a classificação em percentis de SABE/OPAS ou NHANES, pois ambas abrangem também pacientes acima de 80 anos (**Tabelas 5.14** a **5.19**).

AVALIAÇÃO ANTROPOMÉTRICA E COMPOSIÇÃO CORPORAL

Tabela 5.14. Percentis da circunferência muscular do braço (cm) para mulheres por idade (60 a > 80 anos) segundo SABE/OPAS

Idade	5	10	25	50	75	90	95
60-64	18,77	19,89	21,46	23,21	24,94	26,32	28,14
65-69	19	20,09	21,14	22,55	24,66	26,19	27,85
70-74	18,49	19,22	21,02	22,52	24,43	26,32	28,11
75-79	18,52	19,70	21,03	22,82	24,46	25,89	27,06
> 80	18,17	18,86	20,31	22,01	23,62	24,78	25,96

Fonte: Barboza AR, et al., 2005.

Tabela 5.15. Percentis da circunferência muscular do braço (cm) para homens por idade (60 a > 80 anos) segundo SABE/OPAS

Idade	5	10	25	50	75	90	95
60-64	20,74	21,97	23,86	25,60	27,29	28,82	29,86
65-69	21,18	22,36	24,12	25,72	27,17	28,49	29,29
70-74	20,99	21,77	23,49	25,03	26,52	28,19	28,91
75-79	20,34	21,11	23,79	24,60	26,32	28,12	28,73
> 80	19,15	20,12	21,65	23,66	25,49	26,60	27,41

Fonte: Barboza AR, et al., 2005.

Tabela 5.16. Classificação do estado nutricional segundo classificação da CMB em percentis

Percentil	Classificação
< P5	Desnutrição
P5-P10	Risco de desnutrição
P10-P90	Eutrofia
> P90	Obesidade

Fonte: Barboza AR, et al., 2005.

87

MANUAL PRÁTICO DE ASSISTÊNCIA NUTRICIONAL AO PACIENTE GERIÁTRICO

Tabela 5.17. Percentis da circunferência muscular do braço (cm) para homens por idade (60 a > 80 anos) segundo NHANES III

Idade	10	15	25	50	75	85	90
60-69	24,9	25,6	26,7	28,4	30,0	30,9	31,4
70-79	24,4	24,8	25,6	27,2	28,9	30	30,5
≥ 80	22,6	23,2	24	25,7	27,5	28,2	28,8

Fonte: Ministério da Saúde, 2016.

Tabela 5.18. Percentis da circunferência muscular do braço (cm) para mulheres por idade (60 a > 80 anos) segundo NHANES III

Idade	10	15	25	50	75	85	90
60-69	20,6	21,1	21,9	23,5	25,4	26,6	27,4
70-79	20,3	20,8	21,6	23	24,8	26,3	27
≥ 80	19,3	20	20,9	22,6	24,5	25,4	26

Fonte: Ministério da Saúde, 2016.

Tabela 5.19. Classificação da CMB, segundo % de adequação

$$\text{Adequação da CMB (\%)} = \frac{\text{CMB obtida (cm)} \times 100}{\text{CMB percentil 50 (cm)}}$$

Desnutrição grave	Desnutrição moderada	Desnutrição leve	Eutrofia
< 70%	70-80%	80-90%	90%

Fonte: Blackburn e Thornton, 1979.

Dobras Cutâneas

As dobras cutâneas têm sido muito utilizadas para medir a gordura corporal de indivíduos. A aferição destas medidas é um método simples, de baixo custo e não invasivo, porém deve-se realizar uma avaliação com cautela, pois são poucos informativos para períodos curtos de tempo. Não devem ser utilizadas isoladamente e são contraindicadas nos casos de edema, enfisema cutâneo e obesidade mórbida. Para todas, deverão ser realizadas três medidas consecutivas e realizada uma média.[8]

Dobra Cutânea Tricipital (DCT)

Medida utilizada como indicador de reserva calórica, sendo a mais utilizada na pratica clínica para monitoramento do estado nutricional. Parece ter boa correlação com desnutrição, porém é muito influenciável em casos de edema.[8]

Realizando a medida

Deverá ser realizada no braço esquerdo, sobre o musculo tríceps, no ponto médio entre o acrômio e o olecrano. O braço deverá estar relaxado e paralelo ao tronco, com o indivíduo em pé ou deitado[9] (**Figura 5.9**).

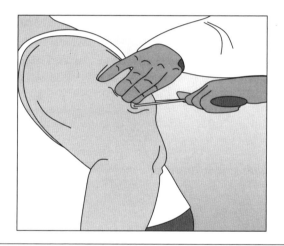

FIGURA 5.9. Técnica para mensurar a dobra cutânea do tríceps.

Para a dobra cutânea tricipital pode-se usar a classificação em percentis de SABE/OPAS ou NHANES, ambas abrangem também pacientes acima de 80 anos (**Tabelas 5.20** a **5.25**).

Tabela 5.20. Percentis de dobra cutânea tricipital – DCT (mm) para mulheres por idade (60 a ≥ 80 anos) segundo SABE/OPAS

Idade	5	10	25	50	75	90	95
60-64	17,00	20,00	23,00	29,00	35,00	39,00	72,00
65-69	15,00	17,00	20,75	26,00	30,00	35,00	38,00

(Continua)

Tabela 5.20. Percentis de dobra cutânea tricipital – DCT (mm) para mulheres por idade (60 a ≥ 80 anos) segundo SABE/OPAS (Continuação)

Idade	5	10	25	50	75	90	95
70-74	11,05	14,00	21,25	27,00	32,00	39,00	42,00
75-79	11,95	15,00	20,00	25,00	30,00	37,00	39,00
≥ 80	8,00	10,00	15,00	20,00	25,50	30,00	33,50

Fonte: Barboza AR, et al., 2005.

Tabela 5.21. Percentis de dobra cutânea tricipital – DCT (mm) para homens por idade (60 a ≥ 80 anos) segundo SABE/OPAS

Idade	5	10	25	50	75	90	95
60-64	5,75	7,00	10,00	15,00	20,00	26,00	27,00
65-69	6,00	7,00	10,00	14,00	19,00	23,00	26,00
70-74	6,00	7,00	9,00	13,00	17,00	20,60	22,60
75-79	6,00	6,80	9,00	13,00	17,00	21,00	24,10
≥ 80	5,00	6,00	8,00	11,00	16,00	21,00	23,00

Fonte: Barboza AR, et al., 2005.

Tabela 5.22. Classificação do estado nutricional segundo classificação da DCT em percentis

Percentil	Classificação
< P5	Desnutrição
P5-P10	Risco de desnutrição
P10-P90	Eutrofia
> P90	Obesidade ou músculo desenvolvido

Fonte: Barboza AR et al., 2005.

Tabela 5.23. Percentis da dobra cutânea tricipital – DCT (mm) para homens por idade (60 a > 80 anos) segundo NHANES III

Idade	10	15	25	50	75	85	90
60-69	7,7	8,5	10,1	12,7	17,1	20,2	23,1
70-79	7,3	7,8	9	12,4	16	18,8	20,6
≥ 80	6,6	7,6	8,7	11,2	13,8	16,3	18

Fonte: Ministério da Saúde, 2016.

AVALIAÇÃO ANTROPOMÉTRICA E COMPOSIÇÃO CORPORAL

Tabela 5.24. Percentis da dobra cutânea tricipital – DCT (mm) para mulheres por idade (60 a > 80 anos) segundo NHANES III

Idade	10	15	25	50	75	85	90
60-69	14,5	15,9	18,2	24,1	29,7	32,9	34,9
70-79	12,5	14	16,4	21,8	27,7	30,6	32,1
≥ 80	9,3	11,1	13,1	18,1	23,3	26,4	28,9

Fonte: Ministério da Saúde, 2016.

Tabela 5.25. Classificação da DCT, segundo % de adequação

$$\text{Adequação da DCT (\%)} = \frac{\text{DCT obtida (cm)} \times 100}{\text{DCT percentil 50 (cm)}}$$

Desnutrição grave	Desnutrição moderada	Desnutrição leve	Eutrofia
< 70%	70-80%	80-90%	90%

Fonte: Blackburn e Thornton, 1979.

Dobra Cutânea Subescapular (DCSE)

Utilizada como indicador de reserva calórica.

Realizando a medida

O indivíduo deverá flexionar o braço esquerdo atrás das costas, de modo a formar um ângulo de 90° na parte posterior do corpo. Dessa forma, obtém-se a protrusão da escápula e maior facilidade para demarcação do ponto anatômico, que se localiza no ângulo inferior da escápula. Após demarcado o ponto anatômico, o indivíduo deverá ficar com os braços estendidos ao longo do corpo. Com os dedos polegar e indicador da mão esquerda, o examinador deverá destacar a dobra e coletar a medida em direção diagonal a escapula (**Figura 5.10** e **Tabelas 5.26** e **5.27**).[9]

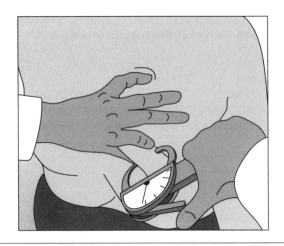

FIGURA 5.10. Técnica para mensurar a dobra cutânea subescapular.

Tabela 5.26. Percentis da dobra cutânea subescapular (mm) para homens por idade (60 a > 80 anos) segundo NHANES III

Idade	10	15	25	50	75	85	90
60-69	10,9	13,5	16,7	21,8	28	32	33
70-79	9,3	10,5	13,8	19,3	23,9	27	29,5
≥ 80	8,1	8,8	10,4	14,4	21,3	24,4	25,4

Fonte: Ministério da Saúde, 2016.

Tabela 5.27. Percentis da dobra cutânea subescapular (mm) para mulheres por idade (60 a > 80 anos) segundo NHANES III

Idade	10	15	25	50	75	85	90
60-69	12,1	14,2	16,4	20,5	24,9	27,9	30,4
70-79	12,1	13,2	15,5	18,9	23,5	26,7	29,2
≥ 80	9,2	10,4	11,9	16,4	20,7	23,1	25,7

Fonte: Ministério da Saúde, 2016

Bioimpedância Elétrica

A bioimpedência elétrica (BIA) é um equipamento portátil, seguro e de fácil aplicabilidade. Por isso, apresentou aumento de sua utilização para avaliação da composição corporal tanto em avaliações clínicas como em pesquisa. Entretanto, há no mercado diversos tipos de equipamentos com diferentes produções de correntes elétricas, podendo ser de frequências únicas ou multi-frequenciais.[15]

A avaliação por meio da BIA é feita a partir das medidas de resistência (R), que é a oposição a fluidos corporais intra e extracelulares das correntes elétricas produzidas pelo aparelho de BIA (portanto, se correlaciona negativamente às soluções iônicas), e de reactância (Xc), que avalia a capacitância dos tecidos (sendo diretamente associada à quantidade de tecidos moles).[16,17]

Os valores de R e Xc obtidos podem ser utilizados em equações preditivas, para determinados grupos populacionais, para estimativa da composição corporal. Os valores obtidos são estimativas de massa livre de gordura (MLG), composta por músculo e órgão, água intra e extra celular e tecido ósseo. Entretanto, a alteração dos níveis de hidratação do avaliado pode levar à erros na estimativa. O preparo para avaliação de BIA inclui não consumir cafeína e não praticar exercícios no dia anterior, além da indicação para estar bem hidratado, mas sem exceder o consumo de líquidos.[16,15]

O ângulo formado na representação gráfica de Xc/R é denominado ângulo de fase e representa a quantidade e a qualidade dos tecidos moles, a partir da integridade das membranas celulares e hidratação das células. Os maiores valores de ângulos de fase correspondem à maior celularidade e melhor integridade celular, o ângulo de fase diminui com a idade devido à menor quantidade de massa muscular em idosos.[16,18]

Devido ao uso de correntes elétricas na avaliação, o uso da BIA não é indicado em pacientes com próteses metálicas (pois, pode apresentar alteração nos resultados) e em uso de marcapasso cardíaco.

Uso de exames de imagem para avaliação da composição corporal

Os exames de imagem apresentam o diferencial na avalição da composição corporal por permitirem a visualização da distribuição dos tecidos nos compartimentos corpóreos. Dentre eles, podemos citar a absortometria por dupla emissão de raios X (DEXA), a ultrassonografia (USG), a tomografia computadorizada (TC) e a ressonância magnética (RM).[19]

Absortometria por dupla emissão de raios X

A avaliação por DEXA consiste em avaliação rápida e não invasiva da gordura corporal, massa magra e densidade mineral óssea. Tem sido considerada superior a outros métodos de avaliação da composição corporal pois, apesar de ser relativamente caro e necessitar de equipamento específico, é mais barato e expõe o indivíduo a menor radiação do que métodos como TC e ressonância magnética.[15,20]

É indicado que o exame seja realizado com preparo específico: 4 horas de jejum, esvaziamento da bexiga, suspensão de medicamentos diuréticos, não estar em período menstrual, não estar gestante e não ter feito uso de contraste nos últimos três dias.[21]

A partir dos resultados do DEXA, é feito o cálculo estimado da massa muscular esquelética e, posteriormente, o cálculo do índice de massa muscular esquelética, utilizada no diagnóstico de sarcopenia.[22]

Ultrassonografia

O exame de ultrassonografia (USG) consiste na emissão de ondas sonoras que produzem uma imagem.[19]

A USG apresenta, como vantagens em relação aos demais exames de imagem, o fato de não expor o indivíduo à radiação, menor custo, maior disponibilidade, principalmente em ambiente hospitalar e possibilidade de uso em ambiente domiciliar por meio do aparelho de ultrassonografia portátil.[23-25]

A USG não apresenta restrições para sua realização, incluindo obesos, idosos e pacientes críticos.[24] Essa avaliação pode ser realizada com a USG modo A e USG modo B. O modo A permite somente a mensuração do tecido adiposo. Esse modo é baseado em equações preditivas, assim como na plicometria, as quais estimam os compartimentos corporais à partir dos pontos medidos pelo ultrassom, sendo necessário uso de *software* específico para cálculo de resultado. Quando comparado ao modo B, esse aparelho apresenta menor custo, transporte mais fácil e independe da habilidade do operador em pressionar o aparelho na área a ser medida.[23]

A USG modo B permite a avaliação da espessura de músculos específicos, como o braquial e o quadríceps femoral, assim como a espessura do tecido adiposo nessas regiões. Além disso, a mensuração na região abdominal também permite a mensuração da gordura visceral.[24,25]

Existem algumas fórmulas para estimativas de gordura corporal total a partir da mensuração da massa muscular e de tecido adiposo, porém essas estão validada em poucas populações específicas.[26,27]

Atualmente, a USG pode ser aplicada objetivando a avaliação da evolução da espessura do tecido muscular durante acompanhamento do estado nutricional, principalmente em UTI, não tendo contraindicação em pacientes idosos.[28] A USG, assim como os demais métodos de avaliação, precisa ter protocolos institucionais bem definidos e aplicação do método por profissionais treinados.[29]

Tomografia computadorizada

A TC é considerada o melhor método de avaliação de tecidos corporais, pois permite a avaliação da distribuição dos tipos de gordura corporal, dividindo em subcutânea, intramuscular e visceral e compartimentos de massa muscular, sendo separados músculos e órgãos. Entretanto, necessita de maior exposição à radiação, apresenta maior custo, maior tempo para avaliação, depende da capacidade do paciente em permanecer imóvel e necessita de deslocamento do paciente até o local específico onde o exame é realizado. Devido à exposição à radiação, a TC não é indicada exclusivamente com finalidade de avaliação da composição corporal. O uso da imagem é feito como "exame de conveniência" à necessidade em se realizar a TC por outro fim.[1]

O exame de TC é realizado por meio de feixes de raios X, que são atenuados ao atravessar diferentes tipos de tecidos corporais, os quais geram as imagens bidimensionais das seções transversais do corpo. Dessa forma, o tecido ósseo, por ser mais denso que a água, é visualizado na cor branca, a água, por ser mais densa que o ar, é vista como cinza e o ar é visto na cor preta (menos denso). Estas cores são identificadas em escala de cores HU (Hunsfield Unit).[30]

Normalmente, a imagem transversal do segmento abdominal é utilizado para análise da composição corporal. Após a coleta da imagem pelo aparelho, a mesma precisa ser analisada em *softwares* específicos para avaliação da composição corporal, com os quais o avaliador demarca os tecidos de diferentes cores.[30]

REFERÊNCIAS BIBLIOGRÁFICAS

1. Baracos V, et al. Advances in the Science and Application of Body Composition Measurement. In: Journal of Parenteral and Enteral Nutrition, 2012, vol. 36, n° 1, p. 96-107. https://archive-ouverte.unige.ch/unige:28862.

2. Yamada Y, et al. Developing and Validating an Age-Independent Equation Using Multi-Frequency Bioelectrical Impedance Analysis for Estimation of Appendicular Skeletal Muscle Mass and Establishing a Cutoff for Sarcopenia. Int J Environ Res Public Health. 2017 Jul 19;14(7). pii: E809. doi: 10.3390/ijerph14070809.

3. Sampaio LR. Avaliação Nutricional e Envelhecimento. Rev. Nutr., Campinas, 17(4): 507-514, out./dez., 2004.

4. Roediger AM, Silva MLN, Marucci MFN. Avaliação Nutricional de idosos. In: Tratado de Nutrição em Gerontologia. Barueri: Editora Manole, 2016.

5. Barrere APN, Horie LM, Nogueira PBP, Oliveira RMC, et al. Triagem e Avaliação Nutricional. In: Piovacari SMF, Toledo DO, Figueiredo EJA. EMTN em Prática. Editora Atheneu, 2017:13-55.

6. Kushner RF, et al. Obesity. in: The ASPEN Nutrition Support Practice Manual, 1998.

7. Cervi A, Franceschini SCC, Priore SE. Análise crítica do uso do índice de massa corporal para idosos. Rev. Nutr., Campinas, 2005, 18(6):765-775.

8. Pereira CA. Avaliação Nutricional na Terceira Idade. In: Magnoni D, Cukier C, Oliveira PA. Nutrição na Terceira Idade. 2ed. São Paulo: Sarvier, 2010. p 20-36.

9. Avaliação. In: Najas M. I Consenso Brasileiro de Nutrição e Disfagia em pacientes hospitalizados. 2ed. Barueri: Minha Editora, 2011. p 15-20.

10. Barboza AR, Souza JM, Lebrão ML, et al. Anthropometry of eldery residents in the city of São Paulo, Brazil. Cad Saúde Pública 2005, 21 (6):1929-38.

11. Brasil. Ministério da Saúde. Secretaria de Atenção à Saúde. Departamento de Atenção Especializada e Temática. Manual de terapia nutricional na atenção especializada hospitalar no âmbito do Sistema Único de Saúde – SUS. Brasília: Ministério da Saúde, 2016. [acesso em 04 mai 2018]. Disponível em: http://bvsms.saude.gov.br/bvs/publicacoes/manual_terapia_nutricional_atencao_especializada.pdf.

12. Blackburn GL, Thornton PA. Nutritional assessment of the hospitalized patient. Medical Clinics of North America 1979, Philadelphia, v.14, p.1102-1108, 1979.

13. World Health Organization (WHO). Physical Status: The use and interpretation of anthropometry. 1995. [acesso em 24 abr 2018]. Disponível em: http://apps.who.int/iris/bitstream/10665/37003/1/WHO_TRS_854.pdf.

14. I Diretriz Brasileira de Diagnóstico e Tratamento da Síndrome Metabólica. Arquivos Brasileiros de Cardiologia abr.,2005; 84 (1).

15. Alves FD, Souza GC, Biolo A, Clausell N. Comparison of two bioelectrical impedance devices and dual-energy X-ray absorptiometry to evaluate body composition in heart failure. J Hum Nutr Diet. 27, 632-638. 2014. doi: 10.1111/jhn.12218.

16. Cova I, et al. (2017) Nutritional status and body composition by bioelectrical impedance vector analysis: A cross sectional study in mild cognitive impairment and Alzheimer's disease. PLoS ONE 12(2): e0171331. https://doi.org/10.1371/journal.pone.0171331.

17. Finch P. Intra-abdominal fat: comparison of CT fat segmentation and Bio-impedance Spectroscopy. Malawi Medical Journal 2017 June. Malawi Medical Journal. 29. 10.4314/mmj.v29i2.15.

18. Hui D, Dev R, Pimental L, Park M, Cerana MA, Liu D, Bruera E. Association Between Multi-frequency Phase Angle and Survival in Patients With Advanced Cancer. *Journal of Pain and Symptom Management*, *53*(3),571-577. DOI: 10.1016/j.jpainsymman.2016.09.016.

19. Barreré APN, Freitas BJDF, Horie LM, Barbosa-Silva TG. Avaliação da composição corporal. Em: Piovacari, SMF, Toledo, Diogo Oliveira, Figueiredo, Evandro José de Almeida. Equipe multiprofissional em terapia nutricional em prática. 1ed. Rio de Janeiro: Atheneu, 2017. p. 85.

20. Choi YJ. Dual-Energy X-Ray Absorptiometry: Beyond Bone Mineral Density Determination. Endocrinol Metab. 2016 Mar;31(1):25-30. https://doi.org/10.3803/EnM.2016.31.1.25.

21. Baim S, Wilson CR, Lewiecki EM, Luckey MM, Downs RW, Lentle BC. Precision assessment and radiation safety for dual-energy X-ray absorptiometry: position paper of the International Society for Clinical Densitometry. Journal of clinical densitometry: the official journal of the International Society for Clinical Densitometry. 2005 Dec 1;8(4):371-378.

22. Furushima T, Miyachi M, Iemitsu M, et al. Development of prediction equations for estimating appendicular skeletal muscle mass in Japanese men and women. Journal of Physiological Anthropology. 2017; 36:34. doi:10.1186/s40101-017-0150-x.

23. Bielemann RM, Gonzalez MC, Barbosa-Silva TG, Orlandi SP, Xavier MO, Bergmann RB, et al. Estimation of body fat in adults using a portable A-mode ultrasound. Nutrition. 2016;32(4):441-6.

24. Pereira AZ, Marchini JS, Carneiro G, Arasaki CH, Zanella MT. Lean and fat mass loss in obese patients before and after Roux-en-Y gastric bypass: a new application for ultrasound technique. Obes Surg. 2012;22(4):597-601.

25. Ribeiro-Filho FF, Faria AN, Azjen S, Zanella MT, Ferreira SR. Methods of estimation of visceral fat: advantages of ultrasonography. Obes Res. 2003;11(12):1488-94.

26. Bielemann RM, Horta BL, Orlandi SP, Barbosa-Silva TG, Gonzalez MC, Assunção MC, et al. Is adductor pollicis muscle thickness a good predictor of lean mass in adults? Clin Nutr. 2016;35(5):1073-7.

27. Smith-Ryan AE, Fultz SN, Melvin MN, Wingfield HL, Woessner MN. Reproducibility and validity of A-mode ultrasound for body composition measurement and classification in overweight and obese men and women. PLoS One. 2014;9(3):e91750.

28. Gruther W, Benesch T, Zorn C, Paternostro-Sluga T, Quittan M, Fialka-Moser V, et al. Muscle wasting in intensive care patients: ultrasound observation of the M. quadriceps femoris muscle layer. J Rehabil Med. 2008;40(3):185-9.

29. Toledo D, Freitas B, Santos D, Carneiro D, Dib R, Piovacari S, et al. Bedside Ultrasound Is a Practical Measurement Tool for Assessing Quadriceps Muscle: a pilot study. Critical Care. 2017;21(Supp 2: P30).

30. Mourtzakis M, Paris MT. Assessment of skeletal muscle mass in critically ill patients: considerations for the utility of computed tomography imaging and ultrasonography. Current opinion in clinical nutrition and metabolic care. 2016; 19 (2), 125-30.

capítulo 6

Sarcopenia

- Maria das Dores Nascimento Mota
- Talita da Costa Casimiro

Introdução

O envelhecimento causa diversas modificações na composição corporal. Uma delas é a perda de massa muscular, que quando se torna generalizada, progressiva e associada à perda de força, denomina-se sarcopenia. Essa, por sua vez, pode gerar grandes prejuízos à funcionalidade do indivíduo,[1] resultando em maior risco de quedas, redução de mobilidade, dependência, institucionalizações, hospitalizações, piora da qualidade de vida e mortalidade.[2]

Possui etiologia multifatorial e sua prevalência aumenta conforme a população envelhece,[3] tendo em vista que com o avanço da idade pode ser observada uma diminuição dos níveis hormonais o que impacta na perda de massa e força muscular. Além disso, há diminuição ou resistência às substâncias anabólicas no músculo esquelético. No idoso do sexo masculino, os níveis séricos de androgênios adrenais e testosterona sofrem redução, principalmente após os 80 anos, o que pode ocorrer em 40 a 90% dos idosos nessa faixa etária, diminuindo a síntese de proteínas e o recrutamento de fibras musculares.[4]

No desenvolvimento da sarcopenia, ocorre desequilíbrio entre os processos de síntese e degradação muscular, sendo que a degradação se torna predominante devido à chamada resistência anabólica.[3] Outro fator muito importante para a evolução da sarcopenia é o aspecto nutricional do indivíduo idoso. A anorexia no envelhecimento é comum e está associada a fatores que podem ser de origem social, psicológica, fisiopatológica ou a combinação delas, se fazendo necessário o conhecimento para melhor entendimento.[4]

Triagem da Sarcopenia

O questionário SARC-F é um método simples que pode ser utilizado para avaliar indivíduos com risco aumentado para sarcopenia. É composto por cinco perguntas objetivas que avaliam função e força muscular, conforme mostra a **Tabela 6.1**. É importante ressaltar que ele identifica o risco, mas não faz o diagnóstico.

Esse questionário foi traduzido para o português e, durante a validação, os autores verificaram que as respostas das perguntas do SARC-F

Tabela 6.1. Questionário SARC-F traduzido para o português

Componente	Pergunta	Pontuação
Força	O quanto de dificuldade você tem para carregar 5 kg?	Nenhuma = 0 Alguma = 1 Muita = 2 Não consegue = 2
Ajuda para caminhar	O quanto de dificuldade você tem para atravessar um cômodo?	Nenhuma = 0 Alguma = 1 Muita = 2 Usa apoios = 2 Incapaz = 2
Levantar da cadeira	O quanto de dificuldade você tem para levantar de uma cama ou cadeira?	Nenhuma = 0 Alguma = 1 Muita = 2 Não consegue sem ajuda = 2
Subir escadas	O quanto de dificuldade você tem para subir um lance de escadas de 10 degraus?	Nenhuma = 0 Alguma = 1 Muita = 2 Não consegue = 2
Quedas	Quantas vezes você caiu no último ano?	Nenhuma = 0 1 a 3 quedas = 1 4 ou mais quedas = 2

Somatório (0 – 10 pontos)
0-5: sem sinais sugestivos de sarcopenia no momento
    (cogitar reavaliação periódica)
6-10: sugestivo de sarcopenia
    (prosseguir com investigação e diagnóstico completo)
Fonte: Barbosa-Silva, et al., 2016.[5]

não seriam suficientes para o rastreio da sarcopenia, pois faltava a análise da massa muscular do paciente. Portanto, foi desenvolvido um estudo, ao qual incorporou-se uma medida antropométrica simples – a circunferência da panturrilha – para melhorar a eficácia do SARC-F (**Tabela 6.2**).

Tabela 6.2. Questionário SARC-F + circunferência da panturrilha traduzido para o português

Componente	Pergunta	Pontuação
Força	O quanto de dificuldade você tem para carregar 5 kg?	Nenhuma = 0 Alguma = 1 Muita = 2 Não consegue = 2
Ajuda para caminhar	O quanto de dificuldade você tem para atravessar um cômodo?	Nenhuma = 0 Alguma = 1 Muita = 2 Usa apoios = 2 Incapaz = 2
Levantar da cadeira	O quanto de dificuldade você tem para levantar de uma cama ou cadeira?	Nenhuma = 0 Alguma = 1 Muita = 2 Não consegue sem ajuda = 2
Subir escadas	O quanto de dificuldade você tem para subir um lance de escadas de 10 degraus?	Nenhuma = 0 Alguma = 1 Muita = 2 Não consegue = 2
Quedas	Quantas vezes você caiu no último ano?	Nenhuma = 0 1 a 3 quedas = 1 4 ou mais quedas = 2
Panturrilha	Meça a circunferência da panturrilha direita exposta do(a) paciente em pé, com as pernas relaxadas e pés afastados a 20 cm um do outro.	Mulheres: > 33 cm = 0 ≤ 33 cm = 10 Homens: > 34 cm = 0 ≤ 34 cm = 10

Somatório (0 – 10 pontos)
0-10: sem sinais sugestivos de sarcopenia no momento
    (cogitar reavaliação periódica)
11-20: sugestivo de sarcopenia
    (prosseguir com investigação e diagnóstico completo)
Fonte: Barbosa-Silva, et al., 2016.[5]

Diagnóstico da Sarcopenia

O diagnóstico da sarcopenia é realizado através da constatação de baixa quantidade de massa muscular, somado a uma das seguintes opções: baixa força muscular ou baixo desempenho funcional. Além disso, recomenda-se que a sarcopenia seja classificada em diferentes estágios conforme a **Tabela 6.3.**[2]

Tabela 6.3. Classificação dos estágios da sarcopenia

Pré-sarcopenia	Sarcopenia	Sarcopenia grave
Somente baixa massa muscular	Baixa massa muscular + Baixa força muscular ou Baixo desempenho funcional	Baixa massa muscular + Baixa força muscular + Baixo desempenho funcional

Fonte: Adaptada de Paula, et al., 2016; Cruz-Jentoft, et al., 2018.

Massa Muscular

A depleção de massa muscular pode ser diagnosticada através de ressonância nuclear magnética, bioimpedância, tomografia computadorizada, ultrassonografia e densitometria óssea corporal total. Outra técnica que pode ser empregada são as medidas antropométricas,[7] que são de fácil execução e possuem baixo custo, porém tem menor precisão.[3] Dentre as medidas antropométricas, a circunferência da panturrilha é a mais utilizada pois tem uma maior sensibilidade para detecção de déficit muscular na população idosa e segue o seguinte critério de classificação, segundo a OMS, em 1995:[8]

- < 31 cm: inadequado em massa muscular.
- ≥ 31 cm: adequado em massa muscular.

Outro critério de classificação, que foi definido a partir de estudo realizado com a população brasileira, indica os seguintes pontos de corte, estratificados por gênero:[9]

Homens:

- ≤ 34 cm: inadequado em massa muscular.
- > 34 cm: adequado em massa muscular.

Mulheres:
- ≤ 33 cm: inadequado em massa muscular.
- > 33 cm: adequado em massa muscular.

Para maiores detalhes sobre a composição corporal do idoso, vide capítulo de antropometria e composição corporal.

Força Muscular

Para a avaliação da força muscular em idosos, existem dois tipos básicos de preensão: a de *precisão*, que está relacionada à aproximação dos dedos polegar e indicador, e a de *força*, que consiste na ação de flexão dos dedos sobre a região palmar.[10]

A força de preensão palmar (FPM) tem sido estudada, por meio da medição da força isométrica máxima que pode ser exercida sobre um dinamômetro, e inúmeros padrões de pegada ou empunhadura.[10]

Os dinamômetros são equipamentos que permitem a mensuração da força aplicada em um sistema baseado em células de carga. Existem os tipos: isométrico e isocinético, sendo que, para medidas de FPM, têm sido usados dinamômetros isométricos, de característica analógica ou digital[10] (**Figuras 6.1** e **6.2**).

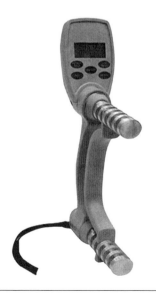

FIGURA 6.1. Dinamômetro digital.

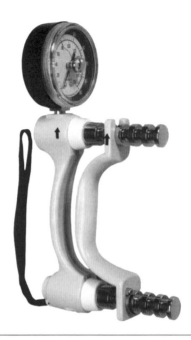

FIGURA 6.2. Dinamômetro analógico.

É recomendado que seja padronizado o horário de avaliação e sempre avaliar ambas as mãos, adotar um posicionamento corporal padrão – paciente sentado com o braço flexionado a 90°, conforme a **Figura 6.3** – e realizar, no mínimo, três avaliações e incentivar de forma verbal e/ou visual.[10]

A classificação mais utilizada para idosos é da *European Working Group on Sarcopenia in Older People* (EWGSOP2), que considera adequado:[6]

- Para homens: > 27 kg.
- Para mulheres: > 16 kg.

Porém, quando avaliamos pacientes em Unidade de Terapia Intensiva (UTI), estudo de Ali, et al., de 2008, assinala que o ponto de corte com combinação máxima de sensibilidade e especificidade fica reduzido:[11]

- Para homens: > 11 kg.
- Para mulheres: > 7 kg.

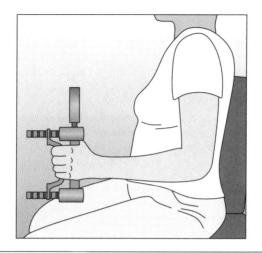

FIGURA 6.3. Posição padrão para aferição da força de preensão palmar (FPP).

Desempenho Funcional

O conceito de capacidade funcional (CF) pode ser definido como a eficiência do idoso em corresponder às demandas físicas do cotidiano, que compreende desde as atividades básicas para uma vida independente até as ações mais complexas da rotina diária.[12]

Existem testes que podem avaliar as habilidades físicas dos idosos, sendo ferramentas importantes para determinar seu perfil funcional, predizendo assim possíveis alterações longitudinais da CF. São eles (**Tabela 6.4** e **Figura 6.4**):

Tabela 6.4. Testes para avaliação da capacidade funcional

Velocidade de marcha	Caminhar por uma superfície plana, para que seja mensurado o tempo gasto para cumprir uma distância pré-estabelecida e, assim, é efetuado o cálculo da velocidade média, geralmente em metros por segundo. Esse percurso tem sido proposto com distâncias de 6 a 30 metros. O teste é realizado em duas etapas. Avalia-se a velocidade da marcha "habitual" (aquela utilizada normalmente no cotidiano) e a velocidade da máxima da marcha, propondo aos participantes a cumprir o mesmo percurso o mais rápido possível. A meta dessas duas fases é detectar a possibilidade do idoso em aumentar a velocidade da marcha em relação a sua velocidade cotidiana.

(Continua)

Tabela 6.4. Testes para avaliação da capacidade funcional (Continuação)

Testes de mobilidade	*Time Up and Go* (TUG). Avaliar a velocidade de execução em levantar de uma cadeira com braços, caminhar três metros à frente, virar, caminhar de volta e sentar na cadeira, caracterizando, assim, um conjunto de ações tipicamente rotineiras, fundamentais para mobilidade independente.
Testes de equilíbrio	Os testes de equilíbrio demonstrados geralmente desafiam os idosos em aspectos pontuais como o deslocamento do centro de gravidade em uma direção única, uma variável de controle suspensa (olhos fechados) ou a diminuição da base de sustentação. Podem ser estáticos ou dinâmicos. São eles: • Teste de apoio unipedal. • Tandem Stance. • Functional Reach Test. • Tandem Walk Test.

Fonte: Adaptada de Camara, et al., 2008; Magnioni, et al., 2017.

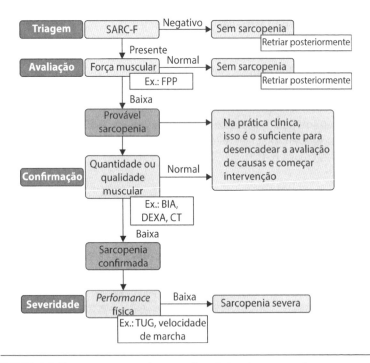

FIGURA 6.4. Fluxograma para triagem e diagnóstico da sarcopenia.
Fonte: Adaptada de Cruz-Jentoft, et al., 2018.

Tratamento

Para o tratamento da sarcopenia em idosos, deve-se considerar uma nutrição com quantidade adequada de calorias, proteínas e vitamina D (vide Capítulo 2 – Recomendações Nutricionais I), associada ao treino de força progressivo. O exercício aeróbico também apresenta efeitos positivos sobre a redução da perda muscular e das unidades motoras ao longo dos anos.[14]

Uma vez que a síntese proteica em idosos é diminuída, aumentar a quantidade ingerida seria uma maneira de solucionar essa questão. No entanto, na prática, esse torna-se o grande desafio, tendo em vista que idosos tendem a apresentar menor consumo de proteínas através da dieta convencional.[15]

Seguem algumas receitas que podem auxiliar no aporte diário de proteínas[A] (**Receitas 6.1, 6.2 e 6.3**).

Receita 6.1. *Smoothie* tropical

Ingredientes
- 1 pote de iogurte
- 1 pedaço de mamão
- 150 mL de suco de laranja

Modo de preparo
Bata todos os ingredientes no liquidificador. Sirva em seguida.

Receita 6.2. Creme de manga com mel

Ingredientes
- 1 pote de iogurte de mel

[A] Consulte outras estratégias para aumentar o consumo proteico no Capítulo 1 - Alimentação Saudável.

- 1 banana congelada
- 1 fatia média de manga
- 1 colher de sobremesa de linhaça

Modo de preparo
Bata todos os ingredientes no liquidificador. Sirva em seguida.

Receita 6.3. *Shake* de chocolate com canela

Ingredientes
- 200 mL de leite semidesnatado
- 1 colher de sopa de leite em pó
- ½ banana
- 1 colher de chá de cacau em pó
- Gelo a gosto
- Açúcar mascavo a gosto
- Canela a gosto

Modo de preparo
Bata todos os ingredientes no liquidificador. Sirva em seguida.

É importante, ainda, distribuir de forma igualitária a quantidade proteica consumida entre as três principais refeições (café da manhã, almoço e jantar), visando garantir máxima síntese proteica e, com isso, maior resposta anabólica.[16]

A recomendação diária de 600 a 800 UI de vitamina D por dia reduz o risco de fraturas e diminui o risco de quedas no idoso. O mecanismo responsável pode ser o aumento da força muscular.[16] A exposição solar ainda é a principal maneira de síntese da vitamina D, porém existem fontes alimentares de acordo com a **Tabela 6.5**.[17]

Tabela 6.5. Conteúdo de vitamina D

Alimentos	Porção (g)	Vitamina D (μg)	Vitamina D (UI)
Óleo de fígado de bacalhau	13,5	34	1.360
Óleo de salmão	13,5	13,6	544
Ostras cruas	100	8	320
Peixes	100	2,2	88
Leite fortificado	244	2,45	100
Ovo cozido	50	0,65	26
Carnes (frango, peru, porco)	100	0,3	12
Vísceras	100	0,3	12
Carne bovina	100	0,18	7
Manteiga	13	0,2	8
Iogurte	245	0,1	4
Queijo cheddar	28	0,09	3,6

Fonte: ASBRAN, 2018.

Caso essas estratégias não supram as necessidades de macro e micronutrientes, uma alternativa seria a utilização de suplementação via oral.

Suplementos Nutricionais

Os suplementos nutricionais, como leucina, aminoácidos essenciais e beta-hidroxi-betametilbutirato (HMB), produzem efeitos benéficos sobre a massa muscular, aumentam a força e a síntese proteica, principalmente quando consumidos logo após a realização de exercícios de resistência em pessoas idosas.[16,19]

O HMB tem se mostrado bastante promissor como suplemento nutricional, porque acredita-se que eleva a taxa de síntese proteica e diminui a sua degradação. Sua recomendação é de 3 g/dia.[16]

Em estudo realizado por Bo Y, et al., demonstrou que a suplementação combinada de proteína de soro de leite às vitaminas D e E pode melhorar significativamente a força muscular, índice de massa esquelética relativa e marcadores anabolizantes como IGF-I e IL-2 em idosos sarcopênicos.[20]

MANUAL PRÁTICO DE ASSISTÊNCIA NUTRICIONAL AO PACIENTE GERIÁTRICO

Um estudo randomizado de Jurgen, et al. realizado por 13 semanas que suplementou 380 idosos sarcopênicos com suplemento nutricional oral à base de proteína do soro de leite, contendo leucina e vitamina D, comprovou que essa suplementação resultou em mais força e aumento na massa muscular dos idosos suplementados, em relação ao grupo--controle, que recebeu apenas suplemento isocalórico de carboidrato e gordura.[21]

McDonald, et al. corroboram a importância da ingestão alimentar de leucina para a manutenção de massa muscular em idosos, como demonstrado em estudo que acompanhou, por seis anos, 79 pacientes idosos que ingeriram 7,1 g de leucina/dia e que mantiveram sua massa muscular.[22]

Em estudo realizado, Oca RMM, et al. concluíram que o HMB poderia aumentar os níveis sanguíneos de beta-hidroxibutirato e esse aumento explica os principais efeitos do HMB na diminuição de pro-teólise muscular.[23]

Deve-se, ainda, considerar que a atividade física associada à su-plementação exerce maiores benefícios na manutenção e/ou síntese proteica, bem como maior potencial de força muscular, como mostrou Rondanelli, et al. em estudo com 130 idosos sarcopênicos suplementa-dos com 22 g de *whey protein* e 1.000 UI de vitamina D 1 ×/dia, asso-ciada a exercício físico. O resultado mostrou maior aumento da massa muscular e força, otimizou a funcionalidade, melhorou a qualidade de vida e diminuiu o processo inflamatório nos indivíduos suplementados, em comparação com o grupo-controle que recebeu suplemento isoca-lórico de maltodextrina.[24]

A suplementação de vitamina D torna-se necessária quando os níveis séricos estão abaixo dos valores de referência. É sabido que o idoso tem maior dificuldade para atingir as recomendações para vita-mina D. Caso esse aporte não seja possível via alimentação e exposi-ção solar, veja detalhes sobre a suplementação no Capítulo 9 – Vias de Alimentação e Especificidade das Fórmulas para Idosos.

Treinamento de Força Muscular

A sarcopenia pode ser prevenida, retardada ou ainda parcialmente revertida através de programas de treinamento para melhorar a força, potência e resistência muscular.[16]

Diversos esquemas de exercícios se mostram eficazes para preve-nir ou reverter aspectos da sarcopenia. O treinamento progressivo de exercícios resistidos em idosos melhora, de forma significativa, a velocidade da marcha, força muscular e habilidade para subir escadas e, para idosos obesos, a estratégia para diminuir a limitação funcional e a resistência insulínica foi a combinação de exercícios resistidos e exercícios aeróbicos.[16]

O estudo realizado por Liao CD, et al. revela que a suplementação proteica, combinada aos exercícios de resistência, tem um efeito positivo geral sobre a massa corporal magra, volume muscular, mobilidade física e força muscular em pessoas mais velhas, inclusive com excesso de peso e obesos.[25]

REFERÊNCIAS BIBLIOGRÁFICAS

1. Diz JBM, Queiroz BZ, Tavares LB, et al. Prevalência de sarcopenia em idosos: resultados de estudos transversais em diferentes países. Rev. Bras. Geriatr. Geronto, 2015, vol. 18, n. 3, pp. 665-678.
2. Paula JA, Wamser EL, Gomes ARS, et al. Análise de métodos para detectar sarcopenia em idosas independentes da comunidade. Rev Bras. Gerontol, Rio de Janeiro, 2016, vol. 19, n. 2, pp 235-246.
3. Gago LC, Gago FCP. Atualidades sobre o tratamento da Sarcopenia revisão de literatura. International Journal of Nutrology, v.9, n.4, p. 254-271, Set/Dez 2016.
4. Vieira SCAL, Granja KSB, Exel AL, et al. A força muscular associada ao processo de envelhecimento. Ciências Biológicas e da Saúde. Vol. 3, n.1, pp. 93-102. Maceió, 2015.
5. Barbosa-Silva TG, Menezes AMB, Bielemann RM, Malmstrom TK, Gonzalez MC. Enhancing SARC-F: Improving Sarcopenia Screening in the Clinical Practice. JAMDA. Volume 17. 2016.
6. Cruz-Jentoft AJ, Bahat G, Bauer J, Boirie Y, Bruyère O, Cederholm T, et al. Sarcopenia: revised European consensus on definition and diagnosis, Age and Ageing 2018; 0: 1-16.
7. Teixeira VON, Filippin LI, Xavier RM. Mecanismos de perda muscular da sarcopenia. Rev Bras Reumatol. 2012;52(2):247-259.
8. WHO- World Health Organization. Physical Status: The use and interpretation of anthropometry. 1995. [acesso em 24 abr 2018]. Disponível em: http:// apps.who.int/iris/bitstream/10665/37003/1/WHO_TRS_854.pdf?ua=1.
9. Barbosa-Silva TG, Bielemann RM, Gonzalez MC, Menezes AMB. Prevalence of sarcopenia among community-dwelling elderly of a medium-sized South American city: results of the COMO VAI? study. Journal of Cachexia, Sarcopenia and Muscle. Vol 7. 2016.

10. Dias JA, Ovando AC, Külkamp W, et al. Força de preensão palmar: métodos de avaliação e fatores que influenciam a medida. Rev Bras Cineantropom Desempenho Hum 2010, 12(3):209-216.

11. Ali NA, O´Brien JN, Hoffmann SP, et al. Acquired Weakness, Handgrip Strength, and Mortality in Critically Ill Patients. American Journal Of Respiratory And Critical Care Medicine, Vol 178. 2008.

12. Camara, FM, Gerez AG, Miranda MLJ, Velardi, M. Capacidade funcional em idosos: formas de avaliação e tendências. Acta Fisiatr 2008; 15(4): 249 – 256.

13. Magnoni MD, Kovacs C, Mota ICP, Oliveira PA. Envelhecimento, sarcopenia e nutrição: uma abordagem teórico-prática. Rio de Janeiro: DOC Content; 2017. 324 p.

14. Martinez BP, Camelier FWR, Camelier AA. Sarcopenia em idosos. Revista Pesquisa em Fisioterapia. 2014 Abr;4(1):62-70.

15. Band MM, Sumukadas D, Struthers AD, et al. Leucine and ACE inhibitors as therapies for sarcopenia (LACE trial): study protocol for a randomised controlled trial. Trials (2018) 19:6.

16. Freitas EV, PY L. Tratado de geriatria e gerontologia. In: Valente M. Sarcopenia. 4. ed. – Rio de Janeiro: Guanabara Koogan, 2016, pág. 1593-1613.

17. Vitolo MR. Nutrição da gestação ao envelhecimento. In: Pfrimer K, Ferriolli E. Recomendações nutricionais para idosos. Rio de Janeiro: Ed. Rubio, 2008, pág 454.

18. Associação Brasileira de Nutrição (ASBRAN). Tabela de conteúdo de vitamina D nos alimentos. [acesso em 24 abr 2018]. Disponível em: http://www.abran.org.br/images/pdf/tabelavitaminad.pdf.

19. Montoro P, Victoria M, Montilla P, et al. Intervención en la sarcopenia con entrenamiento de resistencia progresiva y suplementos nutricionales proteicos/Sarcopenia intervention with progressive resistance training and protein nutritional supplements. Nutr Hosp. 2015; 31:1481-1490.

20. Yacong B, Changfeng L, Zhe J, et al. A high whey protein, vitamin D and E supplement preserves muscle mass, strength, and quality of life in sarcopenic older adults: A double-blind randomized controlled trial. Clin Nutr; 2018 Jan 09.

21. Jürgen M. Bauer JM, Verlaan S, Bautmans I, et al. Effects of a Vitamin D and Leucine-Enriched Whey Protein Nutritional Supplement on Measures of Sarcopenia in Older Adults, the PROVIDE Study: A Randomized, Double-Blind, Placebo-Controlled Trial, September 1, 2015 Volume 16, Issue 9, Pages 740-747.

22. McDonald CK, Ankarfeldt MZ, Capra S, et al. Lean body mass change over 6 years is associated with dietary leucine intake in an older Danish population, British Journal of Nutrition (2016), 115, 1556-1562.

23. Oca RMM, Vaca MT, Gallego JG, et al. El β-hidroxi-β-metilbutirato (HMB) como suplemento nutricional (II): mecanismos de acción moleculares y celulares. Nutr Hosp. 2015;31(2):597-605.

24. Rondanelli M, Klersy C, Terracol G, et al. Whey protein, amino acids, and vitamin D supplementation with physical activity increases fat-free mass and strength, functionality, and quality of life and decreases inflammation in sarcopenic elderly1,2. Am J Clin Nutr. Printed in USA. 2016 American Society for Nutrition. 2016; 103:830-40.

25. Liao CD, Tsauo JY, Wu YT, et al. Effects of protein supplementation combined with resistance exercise on body composition and physical function in older adults: a systematic review and meta-analysis. The American Journal of Clinical Nutrition, Volume 106, Edição 4, 1 de outubro de 2017, p. 1078-1091.

capítulo 7

Gastronomia Hospitalar Voltada ao Idoso

- Larissa Lins Magalhães
- Fernanda Rodrigues Alves
- Glaucia Rodrigues Lazo

Gastronomia Hospitalar

O universo da nutrição, além da busca do estado nutricional adequado, envolve alimentos, receitas e gastronomia. Alimentação é cercada de mitos, tradições, modismos e até sentimentos.[1]

O ato de alimentar-se compõe a alternativa mais fisiológica ao paciente e é a única capaz de conferir a sensação de prazer e bem-estar, portanto o nutricionista não pode se esquecer de garantir o sucesso da alimentação do idoso. Quando a dieta hospitalar é capaz de superar as expectativas do cliente, haverá melhora da ingestão alimentar resultando, consequentemente, em melhores condições nutricionais e gerando impacto positivo na saúde do mesmo. A aplicação de técnicas gastronômicas pode favorecer a melhor aceitação das refeições. Um estudo, publicado em 2013, mostrou que a inovação com preparações específicas, de acordo com cada efeito adverso que os pacientes possam ter, resultou em melhor aceitação alimentar.[3]

A monotonia no cardápio foi identificada como um dos motivos da baixa aceitação alimentar. Os autores demonstram o quanto a aplicação de técnicas dietéticas e a implementação da gastronomia hospitalar podem ser fundamentais para elaboração de cardápios nutritivos e que estimulem a ingestão.[4]

Gastronomia e nutrição são conceitos diferentes, mas que se complementam e, entendendo que a nutrição hospitalar necessita da gastronomia, se fez necessário o nascimento da gastronomia hospitalar.

MANUAL PRÁTICO DE ASSISTÊNCIA NUTRICIONAL AO PACIENTE GERIÁTRICO

A transformação da dieta prescrita em uma refeição atrativa e saborosa, na qual o objetivo é aplicar as técnicas da gastronomia para transformar as dietas com restrições em verdadeiros banquetes, garante o sucesso da terapia nutricional oral.[5,6]

A evolução clínica dos pacientes pode ter efeitos negativos na ingestão alimentar adequada. Limitações mecânicas para mastigação e deglutição, além de inapetência, náuseas, alteração de paladar, entre outras questões clínicas, podem impactar de forma importante a aceitação alimentar. Entender todas essas situações clínicas é fundamental para que se proponha uma preparação assertiva, garantindo assim a melhor aceitação possível da dieta oferecida.[5,7]

A gastronomia hospitalar tem o objetivo de proporcionar prazer alimentar, despertando sensações aos que o ingerem, exacerbando aromas, sabores e temperos, melhorando a apresentação dos pratos e das bandejas e a desmistificação de que comida de hospital tem que ser ruim.[5,7]

Cardápio para geriatria em ambiente hospitalar

O cardápio certamente definirá o início de uma resultante de sucesso. Ofertar um cardápio composto por alimentos que atendam as preferências alimentares e restrições clínicas pode ajudar na melhor ingestão alimentar. Preferências alimentares são definidas por situações culturais, financeiras, religiosas e até pela faixa etária. Para a elaboração do cardápio, há necessidade de se verificar todas estas questões.

Idosos sem déficit de mastigação ou deglutição têm condições clínicas de se alimentar em consistência normal, necessitando de adaptações simples como alimentos mais macios e úmidos. Quando o idoso tem a função cognitiva e autonomia preservadas para fazer suas próprias escolhas, o desenvolvimento de cardápios que atendam às necessidades dessa população é uma atitude que estimula o paciente a escolher preparações de sua preferência e saber, previamente, o que será servido no ambiente hospitalar.

Na elaboração de um cardápio para este público, deve-se pensar nas características do processo de envelhecimento que podem impactar na alimentação e na função intestinal e, assim, desenvolver estratégias que sejam aliadas à nutrição.

Algumas estratégias, como oferecer opções aos idosos de escolher arroz e feijão todos os dias, pode ser importante, por ser um hábito, e estar presente na mesa dos brasileiros todos os dias (**Tabela 7.1**). A opção de um molho gastronômico, além de auxiliar a umedecer as preparações,

▶ 116

também agregará sabor. As verduras refogadas, além de ficarem mais macias, também contribuem para equilibrar o funcionamento intestinal.

Tabela 7.1. Exemplo de cardápio de opções para geriatria

Cardápio para geriatria	
Almoço	**Jantar**
Opção 1: Feijoada *light* (**Receita 7.1**)	**Opção 1:** Estrogonofe de carne, batata assada e arroz
Opção 2: Filé de salmão ao molho *pesto*, vagem na manteiga e purê de batata-doce (**Receita 7.2**)	**Opção 2:** Iscas de frango empanadas, cabelo de anjo ao sugo e espinafre refogado
( ) Arroz à parte ( ) Feijão à parte ( ) Molho gastronômico ( ) Verdura refogada	

Receita 7.1. Feijoada *light* (Figura 7.1)

Ingredientes

- Feijão preto 500 g
- Lombo suíno 250 gramas
- Linguiça calabresa 250 gramas
- Carne seca 300 gramas
- Alho a gosto
- Cebola a gosto
- Sal a gosto

Modo de preparo

    Coloque o feijão para cozinhar. Corte todos os pertences da feijoada. Com o feijão em cozimento, agregue a linguiça e o lombo suíno. Cozinhe a carne seca em uma panela à parte para retirar todo o sal, depois agregue também ao feijão. Para finalizar, acrescente 4 folhas de louro e 1 laranja para aromatizar. Faça um tempero com a cebola e os dentes de alho e agregue. Deixe ferver em fogo baixo até obter um caldo engrossado.

117

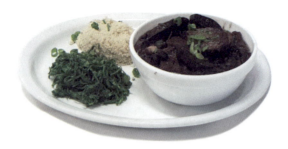

FIGURA 7.1. Feijoada *light*.
Fonte: Hospital Samaritano.

 Receita 7.2. Salmão ao *pesto* (Figura 7.2)

Ingredientes
- 2 kg de salmão em postas
- Alho fresco batido a gosto
- Sal a gosto

Para o molho ao *pesto*
- Nozes 500 gramas
- Parmesão 400 gramas
- Azeite 400 mL
- Manjericão 1 maço
- Sal a gosto

Modo de preparo

Salmão: tempere a posta de salmão com alho e sal e leve ao forno a 180 graus, até assar e ficar na cor desejada (amarelado/dourado). Reserve.

Dica: ao assar, coloque algumas gotas de molho *shoyo*, para ajudar na coloração.

Molho ao *pesto*: em um liquidificador, junte todos os ingredientes: manjericão, nozes, parmesão, azeite e sal. Bata até obter a textura desejada. Cubra o salmão com o *pesto* e sirva.

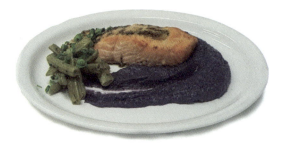

FIGURA 7.2. Salmão ao *pesto*.
Fonte: Hospital Samaritano.

Realçadores de Sabor

Durante o processo de senescência, é comum que ocorra declínio na percepção do olfato e do paladar. A redução desses sentidos pode acarretar em inapetência, monotonia alimentar, diminuição da ingestão e desnutrição. Simchen, et al. afirmam que a percepção gustativa fica reduzida em indivíduos com mais de 65 anos. Mojet, Heidema e Christ comprovaram que a percepção gustativa dos 5 gostos básicos em jovens de 19 a 33 anos era mais preservada que em idosos de 60 a 75 anos.[8]

A utilização adequada de ervas e especiarias pode ser uma opção assertiva para auxiliar na ingestão alimentar de pacientes com inapetência e alteração do paladar.

- **Azeite:** com uso do azeite, as preparações ficarão mais aromáticas e saborosas.
- **Limão:** o aroma cítrico e o sabor ácido do limão são agradáveis ao paladar e intensificam o sabor da comida.
- **Sal de ervas:** é um preparado à base de ervas e uma pequena parte de sal. Esse agrega mais sabor às preparações com menor adição de sal. O sal de ervas pode ser comprado pronto ou ser produzido (**Receita 7.3**).

Receita 7.3. Sal de ervas

Ingredientes
- 25 g de sal
- 25 g de tomilho desidratado
- 25 g de salsa desidratada
- 25 g de manjericão desidratado

Modo de preparo
Coloque as ervas e o sal no liquidificador e bata todos ingredientes.

Sugestões para substituição das ervas: orégano, alecrim, tomilho, sálvia, coentro, endro.

Apresentação do Prato

A apresentação dos pratos vai além da montagem e finalização. A utilização do enxoval adequado possui impacto importante no resultado final. Porcionamento em pratos, com divisórias, podem não valorizar as preparações, assim como o uso de embalagens descartáveis. O alimento deve ser atraente aos olhos e, para isso, podem ser utilizados alguns recursos para melhorar a apresentação, como cortes variados, molhos gastronômicos, harmonia de cores e disposição dos alimentos no prato. Foi observado que a melhora do aspecto visual da dieta promoveu um aumento no desejo de consumir a refeição, ocorrendo mudanças significativas na aceitação alimentar após intervenções gastronômicas[9] (**Figura 7.3**).

Finger Food: Conceito Aplicado à Pratica Clínica

O *finger food* é um novo conceito dentro da gastronomia, que apresenta a refeição em porções menores, pois assim essa tende a ser mais atrativa ao paciente inapetente.[10] A aplicação desse conceito na prática clínica propõe que as preparações sejam montadas em pratos de sobremesas ou outras pequenas louças.

A inapetência tende a fazer com que o doente recuse a alimentação, contudo as porções menores conferem a sensação de que é pos-

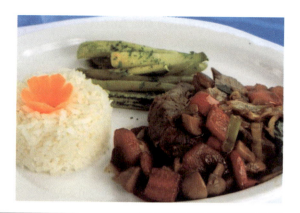

FIGURA 7.3. Modelo de apresentação do prato.
Fonte: Hospital Samaritano.

sível tentar e, portanto, incentivam a aceitação do paciente. Ferreira, em um estudo publicado em 2013, observou que 29% dos pacientes não conseguiam se alimentar, pois a porção continha uma quantidade exagerada de comida[4] (**Figura 7.4**).

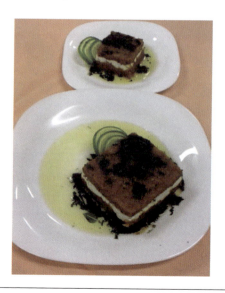

FIGURA 7.4. Modelo de apresentação *finger food*.
Fonte: Hospital Samaritano.

Comfort Food: Alimentos da Alma

Comfort food significa uma alimentação nostálgica e confortável e tem a proposta de conferir prazer por meio da alimentação. O conceito do comfort food, ou comida que conforta a alma, é uma denominação para aqueles alimentos que remetem lembranças de épocas felizes como a infância, um determinado período de nossas vidas ou até mesmo uma viagem que fizemos e que, consequentemente, impactam de maneira significativa na qualidade de vida dos pacientes.[12]

Não há uma receita específica, a proposta é oferecer alimentos que, além de nutritivos ou capazes de saciar a fome, sejam também capazes de resgatar lembranças importantes, conectando a pessoa com as emoções já vividas em outros momentos[11,2] (**Figura 7.5**).

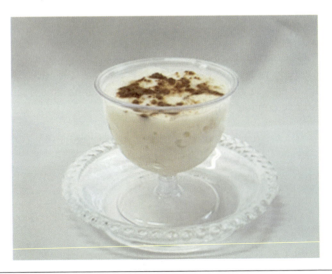

FIGURA 7.5. Canjica.
Fonte: Hospital Samaritano.

Sobremesas Suplementadas

A terapia nutricional está indicada em casos de desnutrição, risco nutricional, ingestão oral inadequada e perda de peso. Aspectos como apetite comprometido, estresse físico e emocional, também devem ser considerados. A intervenção nutricional com a utilização da suplementação oral, portanto, é uma ferramenta valiosa na melhora e/ou na manutenção do estado nutricional do paciente idoso.[13]

Atualmente, a indústria possui uma vasta gama de produtos que ajudam a complementar e melhorar a condição nutricional e muitos estudos já comprovam a necessidade desses suplementos como parte vital da recuperação de doenças ou manutenção da saúde.

A adaptação das receitas, tais como sobremesas, adicionando suplementos, é uma das estratégias gastronômicas importantes para auxílio na terapia nutricional, pois além de oferecer uma preparação diferenciada é agregado valor nutricional a elas. Podemos utilizar suplementos nutricionais em pó com ou sem sabor ou suplementos líquidos. Os de sabores neutros, como baunilha, normalmente atendem às necessidades de várias preparações.

A seguir, estão sugestões que, além de serem nutricionalmente completas devido à suplementação, tornam-se atrativas e diferenciadas para esse público (**Receitas 7.4** a **7.10**).

Receita 7.4. Manjar de coco com calda de ameixa

Ingredientes
- 4 garrafas de suplemento líquido sabor baunilha
- 400 mL de leite condensado
- 400 mL de creme de leite
- 400 mL de leite de coco
- 2 colheres de sopa cheias de gelatina sem sabor, diluída em 50 mL de água
- 100 g de coco ralado seco

Modo de preparo

Bater todos os ingredientes no liquidificador, exceto a gelatina e o coco. Após homogeneizar, colocar a gelatina sem parar de bater e, por fim, o coco ralado e bater somente para misturar.

Dispor em recipientes e levar para gelar.

Calda de ameixa
- 12 ameixas secas
- 400 mL de água
- 3 sachês de adoçante

Hidratar as ameixas na água por 20 minutos e bater. Acrescentar o adoçante e regar as sobremesas.

Rendimento: 12 porções (180 g de manjar + 10 g de calda).

Receita 7.5. Brigadeirão

Ingredientes
- 4 garrafas de suplemento líquido sabor baunilha
- 400 mL de creme de leite
- 400 mL de leite condensado
- 8 colheres de sopa cheias de chocolate em pó
- 4 colheres de sopa cheias de gelatina sem sabor diluída em 50 mL de água

Modo de preparo

Bater todos os ingredientes no liquidificador, exceto a gelatina. Após homogeneizar, colocar a gelatina sem parar de bater.

Dispor em recipientes e levar para gelar. Depois de gelado, acrescentar granulado a gosto.

Rendimento: 12 porções (170 g).

Receita 7.6. Mousse de café (Figura 7.6)

Ingredientes
- 4 garrafas de suplemento líquido sabor baunilha
- 600 mL de creme de leite
- 600 mL de leite condensado
- 16 g de café solúvel

- 4 colheres de sopa rasas de gelatina sem sabor, diluída em 50 mL de água

Modo de preparo

Dissolva o café solúvel no creme de leite levemente aquecido e bata junto com os outros ingredientes, exceto a gelatina, no liquidificador. Após homogeneizar, acrescente a gelatina sem parar de bater.

Dispor em recipientes e levar para gelar. Se desejar, acrescente raspas de chocolate para decorar.

Rendimento: 12 porções (160 g).

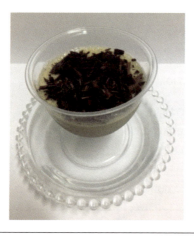

FIGURA 7.6. Mousse de café.
Fonte: Hospital Samaritano.

 Receita 7.7. Frapê de coco

Ingredientes
- 4 garrafas de suplemento líquido sabor baunilha
- 400 mL de leite de coco
- 400 mL de leite condensado

- 200 g de coco fresco ralado
- 24 pedras de gelo

Modo de preparo

Bater tudo no liquidificador até triturar o gelo. Servir gelado.

Rendimento: 12 porções (200 mL).

Receita 7.8. Creme de papaia

Ingredientes
- 200 g de suplemento em pó sem sabor
- 4 copos (800 mL) de sorvete de creme
- 4 mamões papaia sem sementes

Modo de preparo

Bater o suplemento com o mamão no liquidificador e acrescentar o sorvete após homogeneizar.

Dispor em recipientes e levar para gelar.

Rendimento: 12 porções (140 g).

Receita 7.9. Creme de abacate

Ingredientes
- 200 g de suplemento em pó sem sabor
- 3 abacates pequenos
- 800 mL de leite
- 600 mL de leite condensado
- Suco de 3 limões

Modo de preparo
Bater todos os ingredientes no liquidificador até homogeneizar. Dispor em recipientes e levar para gelar.
Rendimento: 12 porções (180 g).

 Receita 7.10. Vitamina de banana com granola

Ingredientes
- 1 unidade de suplemento líquido sabor baunilha (200 mL)
- 3 unidades de banana nanica
- 100 mL de creme de leite
- 3 colheres de sopa de gelatina sem sabor
- Granola a gosto

Modo de preparo
Bater no liquidificador o Nutren Sênior de caramelo, as bananas e o creme de leite. Adicionar a granola para finalizar a preparação. Servir em seguida.
Rendimento: 300 mL (1½ porção).

Nutrição nos Tempos Atuais

A gastronomia hospitalar, que alia a prescrição dietética e as restrições alimentares à elaboração de refeições saudáveis, nutritivas, atrativas e saborosas, pode permitir que dietas hospitalares, conhecidas pela insipidez, participem da terapêutica, agregando prazer e valor nutricional do alimento.[5]

A implantação de cardápio de opções associado a bons ingredientes, aplicação de técnicas gastronômicas, montagem atrativa com uso de enxoval apropriado e adequada finalização dos pratos, lembrando do tamanho da porção e dos alimentos que individualmente tocam sua alma, resultarão em sucesso das preparações e satisfação dos pacientes.[14] Portanto, terapia nutricional oral não poderá existir sem a aplicação da gastronomia e o conceito de que comida de hospital é ruim e que é impossível o paciente comer ao longo da internação deve ser um mito para todas as instituições de saúde que entenderem que a associação da nutrição com a gastronomia é capaz de trazer maiores possibilidades para o sucesso da assistência nutricional ao paciente.[5,7]

Além disso, a gastronomia é uma importante ferramenta na obtenção de um serviço humanizado, contribuindo não somente para melhor aceitação alimentar durante a internação, mas para possibilidades de autonomia do paciente com a escolha de sua comida para seu conforto.[15]

REFERÊNCIAS BIBLIOGRÁFICAS

1. Pollan M. Cozinhar: uma história natural da transformação. Rio de Janeiro: Intrínseca, 2014. 44 8p.
2. Silva JL, Marques APO, Leal MCC, Alencar DL, Melo EMA. Fatores associados à desnutrição em idosos institucionalizados. Rev. Bras. Geriatr. Gerontol., Rio de Janeiro, 2015; 18(2):443-451.
3. Paiva DCS, Nascimento JC, Cabral BEM, Félix ACF, Lopes MS, Levate DXA. A gastronomia como alívio dos sintomas do tratamento do câncer. Revista Científica da Faminas 2013; 9(2):11-26.
4. Ferreira D, Guimaraes TG, Marcadenti A. Aceitação de dietas hospitalares e estado nutricional entre pacientes com câncer. Einstein, 2013; 11(1);41-6.
5. Souza MD, Nakasato M. A gastronomia hospitalar auxiliando na redução dos índices de desnutrição de pacientes hospitalizados. Rev. O Mundo da Saúde, São Paulo, v. 35, n. 2, p. 208-214, 2011.
6. Lages PC, Ribeiro RC, Soares LS. Dietas pastosas e gastronomia. Alim, Nutr. Braz. J. Food Nutr. 2013;24(1):91-99.
7. Messias GM, Presta FMP, Souza MVM. Benefícios da gastronomia hospitalar na alimentação do paciente idoso. Rev. Eletrônica Novo Enfoque, v. 12, n. 12, p. 23-31, 2011.
8. Lages PC, Ribeiro RC, Soares LS. Dietas pastosas e gastronomia. Alim, Nutr. Braz. J. Food Nutr. 2013;24(1):91-99.
9. Neumann L, Schauren BC, Adami FS. Revista Brasileira Geriatria Gerontologia, Rio de Janeiro, 2016; 19(5):797-808.
10. Silva SM, Maurício AA. Gastronomia hospitalar: um novo recurso para melhorar a aceitação de dietas. ConScientiae Saúde, 12(1), 2013:17-27.

128

11. Labaki P. Finger foods e outras modas de agora [Internet]. [acesso 2011 abril]. Disponível em: http://anacreonteos.blogspot.com/2011/05/finger-foods-e-outra-modas-de-agora.html.
12. Papavero CG. Alegrias e Desventuras do Paladar: a alimentação no Brasil holandês. Rev. Nutr. 2010; 23(1):137-44.
13. Taldivo BP, Santos MCT. Gastronomia hospitalar. AEMS Rev. Conexão Eletrônica 13(1):2016. [Internet]. 2016 [acesso 2017 out 01]. Disponível em: revistaconexao.aems.edu.br/wp-content/plugins/download.../download.php?id=892.
14. SBNEP, et al. Terapia Nutricional para Pacientes na Senescência. Projeto Diretrizes, 2011.
15. Bopsin MR, Bassani L, Riella CO, Antunes MT. Alimentação Hospitalar: Avaliação da Satisfação dos Pacientes de um Hospital de Porto Alegre – RS. Caderno pedagógico, Lajeado, v. 12, n. 1, p. 137-147, 2015.
16. Nakasato M, Casseb MO, Costa HM, Cardoso E. A Gastronomia Hospitalar como Instrumento de Humanização. In: Anais do Congresso Internacional de Humanidades & Humanização em Saúde. Blucher Medical: Proceedings, 2014; 1(2): 72.

capítulo 8

Disfagia e Consistência de Dietas

- Claudia Gonçalves Cogo
- Marisa Chiconelli Bailer
- Cintia Matsuda Toledo

Deglutição e Disfagia

A alimentação consiste em um processo no qual é responsável por manter os indivíduos nutridos, hidratados e que abrange dois aspectos essenciais: a nutrição, envolvendo qualidade e quantidade de alimentos e a deglutição, que pode trazer riscos à saúde quando realizada de maneira inadequada.[1]

O alimento é transportado da boca até o estômago pelo ato da deglutição, que consiste em uma atividade neuromuscular complexa, que ocorre de modo sequencial e pode ser dividida, de maneira didática, em cinco fases: antecipatória oral, preparatória oral, oral, faríngea e esofágica.[2]

A disfagia é definida como qualquer dificuldade no processo de deglutição e pode ser classificada em mecânica ou neurogênica, de acordo com sua fisiopatologia, e em orofaríngea ou esofágica, de acordo com a localização da anormalidade.[3] A presença da disfagia pode aumentar a taxa de morbidade dos pacientes e também o risco de aspiração, retardando a administração de uma nutrição adequada por via oral.[4] Ela pode ocorrer em todas as faixas etárias, mas sua prevalência aumenta com a idade, acometendo cerca de 16 a 22% da população acima de 50 anos, podendo alcançar 70 a 90% nas populações mais idosas[5] (**Figura 8.1**).

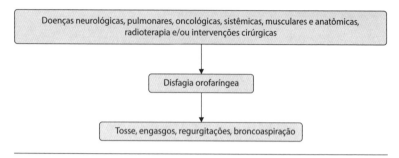

FIGURA 8.1. Causas e sintomas da disfagia orofaríngea.
Fonte: Adaptada de Groher, 1997.

Esses sintomas tornam-se significativos quando associados a quadros de infecções pulmonares de repetição e perda de peso, comprometendo gravemente o estado nutricional.[6]

Doenças que podem ocasionar disfagia, como o acidente vascular encefálico ou doenças neurodegenerativas, são mais prevalentes nessa faixa etária.

Geralmente, o processo de envelhecimento por si só não é responsável por causar uma disfagia grave, porém o desempenho da deglutição em pessoas idosas saudáveis é pior quando comparado ao dos indivíduos mais jovens.[7]

As modificações estruturais e funcionais que ocorrem com o envelhecimento podem acometer o sistema estomatognático e comprometer a função da deglutição. Podemos destacar: atrofia dos músculos dos lábios, dando aparência menos volumosa; a língua pode apresentar mudanças hipertróficas, devido ao crescimento do tecido conectivo e de depósitos de gordura, alterando a propulsão do bolo alimentar;[8] a sensação gustativa tende a diminuir, tornando-se significativa aos 70-80 anos de idade; diminuição no fluxo e composição da saliva, que podem afetar na percepção do gosto; perda de dentição natural, combinada com a perda da força mastigatória de mordida;[7] dificuldades de adaptação das próteses dentárias; diminuição na sensibilidade da região laringofaríngea.

Intervenção fonoaudiológica

A intervenção fonoaudiológica na disfagia orofaríngea tem o objetivo de restabelecer uma deglutição segura, permitindo uma melhor

DISFAGIA E CONSISTÊNCIA DE DIETAS

qualidade de vida e devolvendo ao paciente motivação, conforto e o prazer de se alimentar.[9] O trabalho em equipe multidisciplinar é imprescindível para o sucesso na reabilitação.

Os pacientes disfágicos, normalmente, precisam ter suas dietas adaptadas para reduzir os riscos de broncoaspiração, definida como a inalação de conteúdo gástrico ou orofaríngeo na laringe e trato respiratório inferior; as substâncias mais comuns são bactérias da orofaringe, ácido gástrico, partículas alimentares e corpos estranhos.[10] A alteração na consistência é um dos primeiros passos para a redução desse risco.

De modo geral, pacientes que apresentem disfagia grave ou severa precisam do uso de via alternativa de alimentação e hidratação até a melhora e a reabilitação dos mecanismos envolvidos no processo de deglutição. Conforme a evolução do quadro, é possível à reintrodução de alimentos em consistências específicas. Nas disfagias moderadas, o idoso pode conseguir se alimentar com uma única consistência, sendo em muitos casos necessário a utilização de espessantes. Nas disfagias leves, podem existir restrições pontuais, com a exclusão de itens específicos da dieta, com os quais o indivíduo apresenta maior dificuldade.

Ressaltamos a possibilidade de graus intermediários entre os citados acima, nos quais podem ser liberados alimentos de consistências diferentes conforme evolução/reabilitação do paciente. Os alimentos são analisados quanto à sua textura, consistência, viscosidade, adesividade, firmeza e densidade.

A necessidade de adaptações não significa que o paciente passará a ter uma alimentação monótona, com gostos repetitivos. A equipe de nutrição avalia e personaliza a dieta às necessidades do paciente, para que ela seja a mais equilibrada possível e previna a desnutrição e outras complicações. É de grande importância que o paciente seja visto de maneira integral, com a equipe sempre pensando em melhorar a cada dia os cuidados prestados a ele.[11]

Dietas Hospitalares

As dietas hospitalares têm como objetivo atender as necessidades nutricionais de cada paciente, possibilitando uma melhor recuperação e evitando a desnutrição. Elas estão associadas à prescrição dietética, que depende da entrevista ao paciente, anamnese, estado nutricional e diagnóstico clínico,[12] devendo estar adequadas quanto à consistência, hábitos alimentares e especificidades de cada doença, tornando cada dieta única.[13]

As dietas hospitalares são classificadas em dietas de rotina, dietas modificadas e especiais (**Tabela 8.1**).

Tabela 8.1. Dietas hospitalares

Dieta	Características	Exemplos
Rotina ou normal	São nutricionalmente equilibradas, normocalóricas, normoproteicas e normolipídicas, que podem sofrer modificações de consistência de acordo com a patologia, dificuldade de mastigação e deglutição.	Geral Branda Leve Pastosa Líquida
Modificadas	Apresentam as mesmas características das dietas de rotina, sofrendo modificações em algum componente específico, normalmente nos micronutrientes, por exemplo: redução de sódio e açúcar, aumento de fibras, entre outros.	Hipossódica Laxativa Obstipante
Especiais	São planejadas especialmente para alguma patologia específica, sofrendo modificações entre os macronutrientes.	Dislipidemia Insuficiência renal Diabetes

Na **Tabela 8.2**, seguem as características de cada consistência das dietas de rotina, lembrando que cada uma pode ter suas variações para dietas modificadas ou especiais.

A dieta leve pode ter suas derivações e nomenclaturas para atender as necessidades de cada serviço, como:

- **Dieta geriátrica (Hospital Samaritano):** desenvolvida para atender a necessidade da população idosa, com oferta de cardápio de opções nas quais as preparações incluem alimentos úmidos e macios. Esse cardápio conta com a opção de incluir porção extra do tradicional arroz e feijão, molho gastronômico para umedecer ainda mais as preparações e verdura refogada extra para auxiliar no funcionamento intestinal dos idosos. Os lanches também são adequados para a necessidade dessa população, incluindo mingaus, pães e bolachas macias, café com leite, queijo branco, entre outros.

Tabela 8.2. Tipos de dietas de rotina

Dieta	Indicação	Alimentos liberados	Alimentos excluídos
Branda	Para indivíduos com problemas mecânicos de ingestão e digestão, havendo a necessidade de abrandar os alimentos, facilitando a digestão. Utilizada como dieta de transição para a dieta geral, em alguns casos de pós-operatórios, doenças gastrintestinais, problemas de mastigação e diminuição da absorção, quando os alimentos ingeridos devem ser de fácil desagregação.	Com tecido conectivo e celulose abrandados por cocção ou ação mecânica, como cubos de carne, carne assada, almôndega, verduras refogadas.	Especiarias e condimentos fortes (pimenta, noz moscada, gengibre, cravo), frituras, doces concentrados (goiabada, doce de leite, marmelada), bebidas gaseificadas, hortaliças cruas, leguminosas (exceto os caldos), embutidos e conservas, alimentos flatulentos (repolho, couve-flor, brócolis etc.), bolachas recheadas, folhados, biscoitos amanteigados.
Leve	Para indivíduos com dificuldades de deglutição e mastigação, com problemas mecânicos de ingestão e digestão, que requerem o mínimo trabalho digestivo. Utilizada em determinados preparos de exames, pré e pós-operatórios.	Com tecido conectivo abrandado por cocção, como carne moída, frango desfiado, almôndega, sopas, purês. Pães macios, como bisnaga, pão de leite e de forma.	Alimentos listados na dieta branda, além de pães com casca grossa ou integrais; frutas cruas (exceto macias, a depender de cada serviço); grãos.
Pastosa	Para indivíduos com dificuldades de mastigação e/ou deglutição, em alguns pós-operatórios, casos neurológicos, em fases de doenças crônicas, respiratórias, cardíacas e diarreia.	Na forma de purês, mingaus, com carnes batidas e trituradas.	Alimentos listados na dieta leve, alimentos inteiros ou em pedaços. Obs.: a liberação de líquidos, gelatinas e sorvetes depende da necessidade de espessamento.
Líquida	Para indivíduos com problemas de mastigação e/ou deglutição, em casos de afecção do trato digestivo, determinadas preparações de exames, pré e pós-operatórios, casos graves de infecções e transtornos gastrointestinais.	Alimentos líquidos, como sopas, chás, vitaminas, sucos, gelatina, sorvete etc.	Alimentos listados na dieta pastosa, além de alimentos cremosos.

Fonte: Adaptada de Maculevicius e Dias, 2000; Santos, et al., 2014.

- **Dieta leve restrita:** indicada para pacientes em acompanhamento fonoaudiológico, é uma dieta de transição entre a dieta pastosa e a dieta leve. Compõem essa dieta: pães macios sem casca, arroz papa, macarrão cabelo de anjo, legumes bem cozidos ou em forma de purê, carnes batidas ou tortelanes (fração proteica), papas de fruta e frutas cozidas.

Estratégias Nutricionais

As refeições de indivíduos com disfagia, que consomem uma dieta pastosa, necessitam de cuidado pois utilizam-se, em menor quantidade, de alimentos fonte de proteínas e, em maior quantidade, de alimentos fonte de carboidratos, devido à sua melhor palatabilidade nessa consistência.

Além disso, como o alimento é degustado com todos os sentidos, é necessário variar as preparações e apresentações dos pratos, proporcionando uma boa aparência, sabor e cheiro, garantindo assim uma boa aceitação.

Há técnicas para melhorar a aceitação de dietas para disfagia:

- Prepare refeições bem temperadas, com ingredientes aromáticos (alho, pimenta, cebola, canela, alho-porro, alecrim).
- Varie os alimentos e as cores, dando contraste ao prato e garantindo uma boa variedade de nutrientes.
- Modele as preparações, dando forma aos alimentos, como se fossem sólidos (vide capítulo de gastronomia).
- Decore o prato com molhos e purês, utilizando bicos para confeitar.

Alimentos saborosos com consistência e apresentação adequadas compõem uma bela refeição e ajudam a manter um bom consumo alimentar.

Como melhorar a aceitação da dieta pastosa?

Como uma dieta restrita em consistência pode ser degustada com garfo e faca? É possível comer feijoada na dieta pastosa? É possível a implantação da gastronomia hospitalar para dietas pastosas?

Uma dieta pastosa diferenciada apresenta, em sua composição, preparações que a princípio fariam parte somente de uma dieta geral, porém adaptadas à consistência pastosa para facilitar a deglutição do paciente disfágico e/ou com mastigação deficiente, proporcionando prazer e bem-estar durante as refeições e, assim, estimulando sua aceitação alimentar. Essa proposta é denominada "diferenciada", pois a fração proteica da dieta não é servida sob a forma de carne batida e sim sob a forma de escondidinho ou tortelane.

Os tortelanes são preparações exclusivas do Hospital Samaritano e consideradas inovações gastronômicas, nas quais a parte proteica é espessada e servida como se fosse um *petit gateau* de carne, que desmancha na boca. Para intensificar ainda mais o sabor e aumentar a umidade e a cremosidade, ajudando ainda mais na mastigação e deglutição, essas preparações recebem um recheio cremoso e são cobertas com um molho extremamente saboroso (**Figura 8.2**).

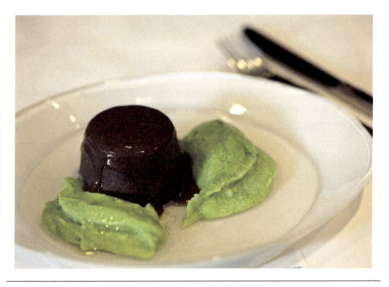

FIGURA 8.2. Tortelane de feijoada com recheio de creme de paio, coberto com caldinho de feijão preto e servido com purê de couve.
Fonte: Manual de Condutas para Pacientes Geriátricos, 2013.

Para a escolha das preparações que compõem essa dieta, foram considerados os hábitos e preferências alimentares dos pacientes enfatizando uma questão de extrema importância nesse público, que é o *comfort food*. Esses são os alimentos da alma, pois tratam-se de preparações cujo sabor ficou na memória e, ao senti-lo novamente, remete a algum momento feliz do passado, proporcionando sensação de felicidade e bem-estar. Um exemplo de *comfort food* servido na dieta pastosa é o tortelane de feijoada com recheio de creme de paio, coberto com caldinho de feijão preto e servido com purê de couve e o tortelane de frango recheado com creme de queijo ao molho de beterraba (**Receita 8.1**).

Receita 8.1. *Tortelane* de frango recheado com creme de queijo ao molho de beterraba

Ingredientes
- 300 g de frango desfiado, já temperado e refogado
- 200 mL de caldo de frango natural
- 100 g de amido de milho
- 150 g de *cream cheese*

Modo de preparo
Bater o frango e o caldo no liquidificador até ficar homogêneo. Levar a uma panela e engrossar com o amido, mexendo sempre até o ponto de uma papa grossa.

Montagem
Dispor a mistura em formas de silicone até a metade, rechear com o *cream cheese* e cobrir com a mistura novamente. Levar ao refrigerador até endurecer, para depois desenformar.

Molho de beterraba
- 1 beterraba média cozida
- 1 cebola média
- Sal a gosto

Modo de preparo
Refogar a cebola com azeite e acrescentar a beterraba e o sal. Bater no liquidificador e peneirar. Regar os tortelanes.

Rendimento: 6 porções.

DISFAGIA E CONSISTÊNCIA DE DIETAS

Outros alimentos que fazem parte da dieta pastosa são os mingaus e as papas de fruta. Para que seu consumo seja variado, saboroso e, assim, apreciado, é necessário ter um cardápio com sabores diferentes e variados, sendo as preparações aromatizadas para intensificar o sabor, ampliando as possibilidades de oferta, com o intuito de quebrar a monotonia e estimular a ingestão alimentar (**Tabelas 8.3** e **8.4**).

Tabela 8.3. Modelo de cardápio de mingaus

Dias	Desjejum	Lanche da tarde	Ceia
1	Mingau de amido de milho	Mingau de banana com canela (aveia)	Mingau de milho
2	Mingau de aveia	Mingau de pera com limão (aveia)	Mingau de café com leite (amido de milho)
3	Mingau de maçã com canela (aveia) – **Receita 8.2**	Mingau de cappuccino (amido de milho)	Mingau de mamão (aveia)
4	Mingau de pera (aveia)	Mingau de banana (aveia) – **Receita 8.3**	Mingau de chocolate (amido de milho)

Fonte: Manual de Condutas para Pacientes Geriátricos, 2013.[15]

Receita 8.2. Mingau de maçã com canela

Ingredientes
- 500 mL de leite
- 4 colheres de sopa de farinha de aveia
- 100 mL de suco concentrado de maçã
- 1 colher sopa rasa de canela

Modo de preparo

Misturar o leite, o amido e a aveia e levar ao fogo, mexendo bem até engrossar. Acrescentar o suco de maçã e misturar bem. Acrescentar a canela por cima e servir.

Rendimento: 2 porções (300 g).

Receita 8.3. Mingau de banana com aveia

Ingredientes
- 500 mL de leite
- 1 banana nanica
- 3 colheres de sopa de farinha de aveia
- 2 sachês adoçante
- 1 colher sopa rasa de canela

Modo de preparo

Cozinhar a banana, amassar e reservar. Misturar o leite, o amido, a aveia e levar ao fogo, mexendo bem até engrossar. Acrescentar a banana amassada, o adoçante e misturar bem. Acrescentar a canela por cima e servir.

Rendimento: 2 porções (250 g).

Tabela 8.4. Modelo de cardápio de papas de fruta aromatizadas

Dias	Desjejum	Almoço	Jantar
1	Manga aromatizada com laranja e folhas de hortelã – **Receita 8.4**	Abacaxi aromatizado com laranja e gengibre	Pera aromatizada com vinho e laranja – **Receita 8.5**
2	Mamão aromatizado com laranja e gengibre	Maça aromatizada com laranja e canela em pau	Abacaxi aromatizado com laranja e folhas de hortelã
3	Goiaba aromatizada com laranja e gengibre	Manga aromatizada com laranja e limão	Maçã aromatizada com laranja e talo de erva-doce
4	Mamão aromatizado com laranja	Goiaba aromatizada com laranja e chá de erva-doce	Abacaxi aromatizado com laranja e chá de erva-cidreira

Fonte: Manual de Condutas para Pacientes Geriátricos, 2013.

Receita 8.4. Papa de manga aromatizada com laranja e hortelã

Ingredientes
- 1 manga palmer média
- 200 mL de suco de laranja
- 6 folhas de hortelã

Modo de preparo

Cozinhar a manga no suco de laranja, juntamente com as folhas de hortelã. Depois de cozida, retirar os ramos de hortelã, bater no liquidificador e coar. Servir gelada.

Rendimento: 2 porções (200 g).

Receita 8.5. Papa de pera com vinho e laranja

Ingredientes
- 2 peras
- 100 mL de suco de laranja
- 100 mL de vinho tinto seco

Modo de preparo

Cozinhar as peras no vinho, juntamente com o suco de laranja. Depois de cozida, bater no liquidificador e coar. Servir gelada.

Rendimento: 2 porções (180 g)

Padrão MI (muito idoso)

Os pacientes geriátricos acima de 80 anos, também chamados de idosos longevos ou "muito idosos", apresentam dificuldade de aceitação alimentar devido às alterações fisiológicas do envelhecimento. Portanto, esse público precisa de cuidados especiais referentes à sua alimentação para favorecer sua aceitação alimentar e a preservação ou melhora do estado nutricional.

O Serviço de Gastronomia do Hospital Samaritano implantou, portanto, o padrão MI, que consiste em adaptações realizadas às dietas pastosa ou leve (**Figuras 8.3** e **8.4**). A baixela é composta por porções pequenas e tem o acréscimo de uma porção de feijão batido suplementado com azeite de oliva extravirgem, uma porção de purê de batatas suplementado com suplemento em pó sem sabor, uma porção de papa nutritiva (legumes batidos com um tipo de proteína animal) e uma porção de molho gastronômico, para garantir mais umidade às preparações. Além disso, são oferecidos realçadores de sabor, como glutamato monossódico, sal de ervas e azeite. A dieta leve ainda é acrescida de duas unidades de torradas de pão de forma com consistência macia. A montagem da baixela apresenta um padrão diferenciado com louças e

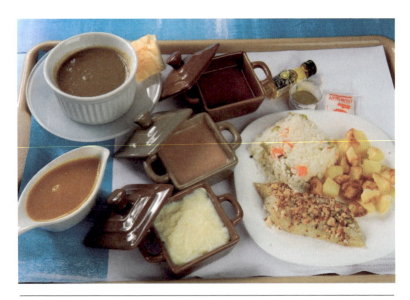

FIGURA 8.3. Modelo de dieta leve MI (muito idoso).
Fonte: Manual de Condutas para Pacientes Geriátricos, 2013.

preparações posicionadas de forma que se torne o mais atrativo possível para o paciente. Dessa maneira, o paciente recebe, em uma única refeição, um maior aporte de energia e proteínas com alimentos mais adequados à situação fisiológica atual.

A porção pequena tende a ser mais atrativa e harmônica à situação clínica de alguns pacientes. Isso porque grandes quantidades de alimentos a pacientes inapetentes são imediatamente recusadas.

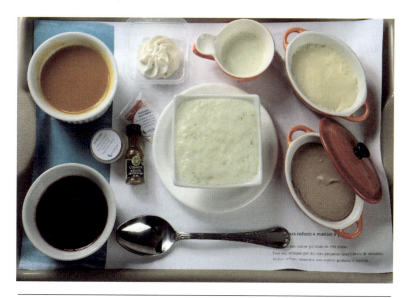

FIGURA 8.4. Modelo de dieta pastosa MI (muito idoso).
Fonte: Manual de Condutas para Pacientes Geriátricos, 2013.

Líquidos Espessados

Na presença de disfagia a líquidos, o indivíduo apresenta dificuldade em ingerir líquidos ralos, sendo necessário espessá-los. Espessantes são substâncias químicas que servem para aumentar a viscosidade, sem alterar as propriedades do alimento. Dentre eles, estão as gomas e os amidos, que podem ser utilizados na sua forma natural ou modificada. Atualmente, encontram-se no mercado produtos espessantes que não alteram cor, sabor e cheiro dos alimentos, facilitando sua ingestão.

Existem três tipos de consistência para espessar os líquidos, sendo elas: néctar, mel e pudim (**Figura 8.5**).

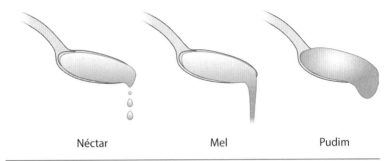

|Néctar|Mel|Pudim|

FIGURA 8.5. Exemplos de consistência dos graus de espessamento dos líquidos.

A população idosa apresenta dificuldades de ingerir líquidos por vários motivos, dentre eles, diminuição da percepção de sede, problemas com a mobilidade, visão, deglutição, alterações cognitivas, problemas originados pelo uso de sedativos e limitação auto imposta do consumo de líquidos devido à incontinência. Esses fatores diminuem a ingestão de líquidos pelos idosos, o que acaba levando a desidratação, resultando, muitas vezes, na hospitalização do idoso.[16]

Além da menor percepção da sensação de sede, verifica-se que muitos idosos não apreciam e/ou não desenvolveram hábitos de beber água, tornando-se necessário encontrar alternativas em outras bebidas que contribuam para a hidratação. A identificação da desidratação é fundamental para prevenir, controlar ou reverter a situação, através de planos de intervenção precoces e adaptados a cada caso específico.[16]

Conduta nutricional

Estimular o consumo de líquidos, como água saborizada ou aromatizada, água de coco, chás e sucos (vide receitas no Capítulo 1 – Alimentação Saudável).

REFERÊNCIAS BIBLIOGRÁFICAS

1. Brasileiro RS. Terapia Nutricional. In: Barros APB, Dedivitis RA, Sant'ana RB. Deglutição, voz e fala nas alterações neurológicas. Rio de Janeiro: Di-livros, 2013.

2. Furkim AM, Sacco ABF. Eficácia da fonoterapia em disfagia neurogênica usando a escala funcional de ingestão por via oral (FOIS) como marcador. Rev Cefac. 2008; 10:503-12.

3. Machado FS, Cunha Neto MBC, Bassani L, Teixeira MJ. Nutrição em doenças neurológicas. In: Waitzberg DL. Nutrição oral, enteral e parenteral na prática clínica. Vol 2. 4ed. São Paulo: Atheneu, 2009.

4. Bordon A, Bokhari R, Sperry J, Testa D, Feinstein A, Ghaemmaghami V. Swallowing dysfunction after prolonged intubation: analysis of risk factors in trauma patients. Am J Surg. 2011; 202:679-82.

5. Santoro PP. Editorial II – Disfagia orofaríngea: panorama atual, epidemiologia, opções terapêuticas e perspectivas futuras. Rev Cefac, 2008.

6. Groher, ME. Dysphagia: Diagnosis and Management. 3ed. London: Butterworthy-Heinemann, 1997.

7. Feijó AV, Rieder CRM. Disturbios da deglutição em idosos. In: Jacobi JS, Levy DS, Silva LMC. Disfagia: Avaliação e tratamento. Rio de Janeiro: Revinter, 2003.

8. Groher ME. Distúrbios de deglutição em idosos. In: Furkim AM, Santini CA. Disfagias Orofaríngeas. São Paulo: Pró-Fono, 1999.

9. Silva LMC, Jacobi JS. Disfagia orofaríngea e sua importância na pneumologia. In: Jacobi JS, Levy DS, Silva LMC. Disfagia: Avaliação e tratamento. Rio de Janeiro: Revinter, 2003.

10. Marik PE. Aspiration pneumonitis and aspiration pneumonia. N Engl J Med. 2001; 344:665-71.

11. Moreno C, García MJ, Martinez C, Grupo Geam. Análisis de situación y adecuación de dietas para disfagia en un hospital provincial. Nutrición Hospitalaria. 2006; 21.

12. Maculevicius J, Dias MCG. Dietas orais hospitalares. In: Waitzberg Dan. Nutrição oral, enteral e parenteral na pratica clínica. 3ed. Vol. 1. Cap.30. p465-79. São Paulo: Atheneu, 2000.

13. I Consenso Brasileiro de Nutrição e Disfagia em Idosos Hospitalizados. Sociedade Brasileira de Geriatria e Gerontologia, 2011.

14. Santos M, Adorne E, Segabinazzi L, Coberllini N, Selistre R, Kuhmmer R, et al. Manual de dietas hospitalares. 1ed. São Paulo: Atheneu, 2014.

15. Bailer MC. Protocolo Nutricional: Manual de Condutas para Pacientes Geriátricos. Sociedade Hospital Samaritano de São Paulo. 1ed. 2013.

16. Concepção CC, Aniceto A, Cunha D, Ferreira H, Barbosa M, Dias S, et al. Hidratação no ciclo de vida: hidratação na pessoa idosa. Assoc Port Nutric. 2015; 36:1-32.

capítulo 9

Vias de Alimentação e Especificidade das Fórmulas para Idosos

- Luanye Karla Silva
- Bruna Witts

O idoso é mais suscetível a alterações do estado nutricional, em decorrência das mudanças compatíveis com o envelhecimento. É importante identificar e monitorar o estado nutricional do idoso, pois essa alteração está correlacionada à morbi-mortalidade.[1]

Os objetivos da terapia nutricional no paciente idoso é promover melhora na qualidade de vida, reduzir a morbidade e mortalidade, ofertar energia, proteínas e micronutrientes em quantidade suficiente, para que haja manutenção ou melhora do estado nutricional.[1]

A partir do rastreamento do estado nutricional, elabora-se um plano de terapia alimentar. A via oral deve ser a primeira opção de alimentação. Quando essa via não for indicada ou não suprir as necessidades nutricionais do paciente, pode-se utilizar terapias associadas, como suplementação oral, terapia nutricional por via enteral e/ou parenteral.[2]

Terapia Nutricional Oral

O processo de envelhecimento influencia naturalmente na redução da ingestão alimentar. As mudanças fisiológicas no sistema digestório são as que mais interferem diretamente no consumo alimentar, podendo também ser a causa da má nutrição do idoso.[3]

Alguns sinais podem sugerir uma ingestão inadequada de alimentos nos idosos, como perda de apetite, perda de peso, diminuição da força muscular, cansaço físico, dentre outros. Os sintomas físicos podem ou não ser acompanhados por alterações cognitivas e psicológicas. A

Tabela 9.1 descreve algumas situações e causas que podem interferir na ingestão alimentar dos idosos.[4]

Na presença de uma ingestão oral inadequada, desnutrição, risco nutricional, perda de peso grave e índice de massa corporal (IMC) abaixo de 20 kg/m², é altamente recomendado o início da terapia nutricional.[1]

A ingestão alimentar do idoso, por via oral, deve atingir 75% ou mais do valor energético total estimado. Quando a ingestão estiver abaixo de 75% e acima de 60%, deve-se avaliar a indicação de suplementação alimentar. Nos casos em que a ingestão estiver abaixo de 60% do valor energético total estimado, considerar uma via de alimentação alternativa (**Figura 9.1**).[2,5,6]

Tabela 9.1. Situações e causas para diminuição da ingestão alimentar nos idosos

Situação	Causa
Psicossocial	Isolamento social, luto, dificuldades financeiras, hospitalização, abuso
Transtornos na cavidade oral	Problemas de mastigação, mau estado dentário, aparelhos mal adaptados, xerostomia, candidíase orofaríngea
Distúrbios na deglutição	Patologias da otorrinolaringologia e neurodegenerativas ou vasculares
Psiquiátrico	Síndromes depressivas, distúrbios comportamentais
Demências	Doença de Alzheimer, outras demências
Outras desordens neurológicas	Confusão mental, transtornos de vigilância, síndromes Parkinsonianas
Tratamento medicamentoso a longo prazo	Polifarmácia, medicamentos que causam secura na boca, disgeusia, distúrbios digestivos, anorexia, sonolência, corticosteroides
Doença aguda ou crônica	Dor, infecções, fratura com comprometimento funcional, intervenção cirúrgica, constipação grave, escaras
Dependência para atividades da vida diária	Para alimentação e/ou mobilidade
Dietas restritivas	Hipossódica, dieta sem resíduo, para controle glicêmico, hipoproteicas etc.

Fonte: Valentim, 2012.

VIAS DE ALIMENTAÇÃO E ESPECIFICIDADE DAS FÓRMULAS PARA IDOSOS

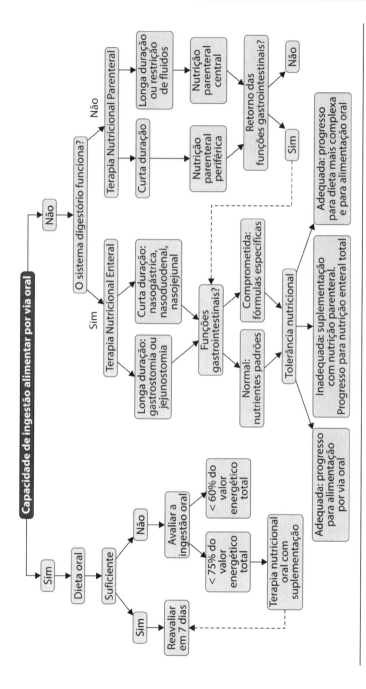

FIGURA 9.1. Algoritmo de indicação da terapia nutricional.
Fonte: Adaptada de Ministério da Saúde, 2016 e Silva, et al., 2007.

Para a estimativa das necessidades calóricas e proteicas, devemos levar em consideração o quadro clínico atual do idoso e as doenças comorbitárias que ocorrem nessa fase da vida. Os requerimentos de micronutrientes são, em sua maioria, iguais aos adultos, exceto para cálcio, vitamina B6 e vitamina D, cujas necessidades são maiores e para o ferro, sódio e cloro cujas necessidades são reduzidas.[7]

Suplementos alimentares

Os idosos podem se beneficiar do uso da terapia oral para a melhora ou manutenção do estado nutricional e da sobrevida. Essa conduta proporciona um aumento na oferta energética, de proteínas, lipídeos e de micronutrientes.

Atualmente, existem produtos específicos para a população idosa, como descrito na **Tabela 9.2**.

Tabela 9.2. Características dos suplementos específicos para idosos

Característica		Benefícios para o idoso
Densidade calórica	• Hipercalórico (> 1,2 Kcal/mL)* • Normocalórico (entre 0,9 e 1,2 Kcal/mL)*	Para manejo da oferta calórica conforme o estado nutricional do idoso
Densidade proteica	• Hiperproteico (> 20% do valor energético total – VET)*	Visando à prevenção de sarcopenia e fragilidade através da preservação da massa muscular
Micronutrientes	• Enriquecido com vitamina D e cálcio	Necessidades aumentadas nessa faixa etária para preservação da saúde óssea e prevenção da sarcopenia/ fragilidade
	• Enriquecido com ômega 3, uridina monofosfato, colina, fosfolipídeos, vitaminas do complexo B e micronutrientes antioxidantes	Prevenção e auxílio no tratamento de doenças neurodegenerativas
Apresentação	Líquido, pó ou cremoso	Visando à individualização da oferta do suplemento de acordo com a preferência do idoso. Fórmulas cremosas facilitam o manejo da disfagia.

* Fonte: Anvisa, 2015.[8]

Dessa forma, deve-se avaliar e adequar a oferta de acordo com a necessidade do indivíduo. A seguir são apresentadas sugestões de preparações com o acréscimo de suplemento (**Receitas 9.1** a **9.3**).

Receita 9.1. Creme de papaia

Ingredientes

- ½ mamão papaia
- 1 bola de sorvete de creme
- 2 colheres de sopa rasa de suplemento em pó

Modo de preparo

Bater todos os ingredientes no liquidificador até ficar na consistência homogênea e servir.

Rendimento: 1 porção.

Receita 9.2. Sopa creme de batata com alho-porro

Ingredientes

- 600 g de batata sem casca
- 1 colher de sopa de azeite
- 100 g de salsão
- 100 g de alho-porro
- 100 g de cebola
- 2 dentes de alho
- 2 colheres de sopa rasa de suplemento em pó
- Sal a gosto

Modo de preparo

Cozinhar as batatas até que estejam bem macias. À parte, aquecer o azeite, acrescentar o alho picado, deixar dourar. Acrescentar o salsão, o alho-porro e a cebola, picados, e refogar. Posteriormente, acrescente 2 xícaras de água e deixe cozinhando até secar. Bater este tempero no liquidificador com um pouco de água e coar. Reserve o caldo. Bata os legumes no liquidificador, acrescente o caldo de temperos e cozinhe por mais 5 minutos, aproximadamente. Acrescente o sal a gosto. Acrescentar o suplemento, quando a preparação estiver pronta, na porção individual a ser servida.

Rendimento: 4 porções.

Receita 9.3. Suco de melão com limão

Ingredientes
- 2 fatias grossas de melão *orange*
- Suco de meio limão
- 1 xícara (chá) de água sem gás bem gelada
- 2 colheres de sopa rasa de suplemento em pó (sem sabor) ou 100 mL de suplemento líquido de baunilha

Modo de preparo

Bater todos os ingredientes no liquidificador até ficar na consistência homogênea. Sirva gelado.

Rendimento: 1 porção.

Como prescrever suplemento de vitamina D?

A vitamina D é necessária a várias funções do organismo, como a manutenção da resistência óssea, e exerce efeito positivo na massa e força muscular, reduzindo assim o risco de quedas e fraturas.[7] Em idosos, a deficiência de vitamina D pode ser responsável pela menor absorção do cálcio, o que pode potencializar o desenvolvimento da osteoporose. A suplementação de vitamina D deve ser realizada após a constatação da sua deficiência através da avaliação bioquímica,[9,10] que pode ser feita de maneira isolada caso o idoso não precise de suplementação calórica e proteica.

Sempre que os níveis séricos de vitamina D estiverem entre 10 e 30 ng/mL, estudos sugerem que doses de até 10.000 UI/dia não acarretam risco e que as recomendações da suplementação de vitamina D para adultos e idosos podem ser de 4.000 a 10.000 UI/dia.[11,12] No entanto, segundo a Anvisa, a dose máxima diária que o nutricionista pode prescrever é de 2.000 UI/dia. Assim, é necessário um acompanhamento da elevação dos níveis séricos por exames bioquímicos e discussão com a equipe médica para adequação da dose.[13]

Terapia Nutricional Enteral (TNE)

A TNE deve ser indicada nos casos em que houver risco de desnutrição, ou seja, quando a ingestão oral for insuficiente (< 60% do valor energético total), em situações em que a alimentação comum produz dor e/ou desconforto e quando apresentar disfunção do trato gastrintestinal. Para a indicação da terapia nutricional enteral, é necessário que o trato digestivo esteja total ou parcialmente funcionante (**Figura 9.1**).[5,14]

Essa terapia poderá ser indicada tanto como via exclusiva ou associada à via oral e/ou parenteral. A TNE está contraindicada em algumas situações, conforme descrito a seguir:[5,14]

- Ausência de função intestinal devido à falência intestinal, inflamação grave ou, em alguns casos, estase pós-operatória.
- Obstrução intestinal completa.
- Refluxo gastresofágico intenso.
- Íleo paralítico.
- Vômitos e diarreia severa.
- Enterocolite severa.
- Pancreatite aguda grave.
- Inviabilidade de acesso ao intestino, como nos casos de queimadura grave e traumatismos múltiplos.

- Fístula intestinal de alto débito.
- Expectativa de utilizar a TNE em período inferior a 5-7 dias para pacientes denutridos ou 7-9 dias para pacientes bem nutridos.
- Considerações éticas, por exemplo, em cuidados de doença terminal.

As vias de acesso na nutrição enteral podem estar dispostas no estômago, duodeno ou jejuno, conforme as alterações orgânicas e/ou funcionais a serem corrigidas[5] (**Tabela 9.3** e **Figura 9.2**).

Tabela 9.3. Indicação de via de acesso da sonda, conforme condições clínicas do paciente

		Tempo de permanência		Alterações orgânicas e funcionais	
		Curto período (1 a 6 semanas)	Período prolongado (> 6 semanas)	Com risco para broncoaspiração e/ou gastroparesia	Sem risco para broncoaspiração e/ou gastroparesia
Sonda	Nasogástrica	X			X
	Nasoenteral	X		X	
Ostomia	Gastrostomia		X		X
	Jejunostomia		X	X	

Fonte: Adaptada de Vasconcelos, 2002.

Para a seleção de uma dieta enteral, é necessário conhecer as exigências específicas do paciente e a composição exata da fórmula. A dieta escolhida precisa ser nutricionalmente completa e satisfazer as necessidades individuais do paciente. A terapia nutricional pode ser realizada através de fórmula enteral específica para o paciente idoso ou considerar uma formulação específica para a doença de base.[2]

Os tipos de formulas enterais podem ser classificadas de acordo com a **Tabela 9.4**.[2]

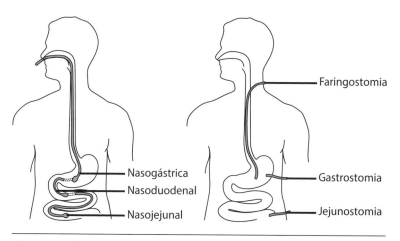

FIGURA 9.2. Vias de acesso da nutrição enteral.
Fonte: baseado em Cuppari, 2002.

Tabela 9.4. Classificação das fórmulas enterais de acordo com suas características:

Formas de preparo	
Dietas caseiras ou artesanais	Dietas industrializadas: • Em pó para reconstituição • Líquidas pronta para uso
Indicação (segundo os objetivos da terapia)	
Formulação padrão	Formulação especializada
Suprimento de calorias	
Nutricionalmente completa	Suplemento nutricional
Complexidade dos nutrientes	
Polimérica	Oligomérica ou semielementar
Presença de algum elemento específico (exemplos)	

- Lactose
- Soja
- Sacarose
- Fibras
- Nutrientes imunomoduladores

Fonte: Adaptada de Baxter e Waitzberg, 2007.

Para a escolha da composição da fórmula enteral, considerar alguns tópicos,[15] conforme descrito na **Tabela 9.5.**

Tabela 9.5. Orientações para a escolha da fórmula enteral conforme sua composição

Distúrbio de absorção	• **Presente:** considerar fórmula oligomérica • **Ausente:** optar por uma fórmula polimérica
Restrição de volume	• **Sim:** escolher uma dieta de alta densidade calórica e considerar se há necessidade de fórmulas específicas para doenças • **Não:** optar por fórmula padrão
Função Intestinal	• **Obstipação:** optar por fórmulas contendo fibra insolúvel ou mix de fibras • **Diarreia:** considerar fórmula padrão ou contendo fibra solúvel
Restrição dietética específica	• Considerar uma formulação para a doença

Fonte: Adaptada de Cardoso e Cozzolino, 2016

A terapia nutricional enteral deve ser iniciada com um volume reduzido e o aumento deve ser gradativo, conforme tolerância individual, visando atingir pelo menos 80% das necessidades calóricas e proteicas entre 48 e 72 horas.[16]

Terapia Nutricional Parenteral

A nutrição parenteral (NP) compreende a oferta dos nutrientes por via intravenosa, por meio de um acesso venoso periférico ou central. É indicada se o trato digestivo não está funcionando, está obstruído ou inacessível, e que esta condição continue por pelo menos sete dias. Está contraindicada em indivíduos hemodinamicamente instáveis, incluindo aqueles com hipovolemia, choque cardiogênico ou séptico, com edema agudo de pulmão, anúria sem diálise ou que apresentem graves distúrbios metabólicos e eletrolíticos[17-19] (**Figura 9.1**).

As vias de acesso na terapia parenteral podem estar dispostas.[17-19]

• **Via central:** a solução parenteral é administrada diretamente em uma veia central, geralmente na veia cava superior, e é denominada nutrição parenteral total (NPT). É indicada para períodos superiores a 7-10 dias de terapia. Permite a administração de soluções hiperosmolares e oferece aporte energético e proteico total. Essa via apresenta maior risco de infecções e complicações.

- **Via periférica:** a solução parenteral é administrada no dispositivo inserido na veia periférica, na maioria das vezes no antebraço, e é denominada nutrição parenteral periférica (NPP). É indicada para períodos inferiores a 7-10 dias de terapia. É uma técnica mais simples, barata e apresenta menor risco de complicações (trombose, infecções). Não permite a administração de soluções hiperosmolares e, normalmente, não atinge as necessidades nutricionais.

- **Via intradialítica:** a solução parenteral é administrada através do *shunt* arteriovenoso utilizado para hemodiálise. Essa via, normalmente, é indicada nos idosos renais crônicos que já realizam a hemodiálise ou nos casos em que não seja possível a via de acesso central ou periférica.

A nutrição parenteral é apresentada em bolsas contendo soluções de composição fixa ou podem ser manipuladas de acordo com a necessidade do paciente. Em sua composição, contém os macronutrientes (aminoácidos, glicose e emulsões lipídicas) e micronutrientes (vitaminas e oligoelementos).[19]

Os pacientes idosos toleram menores cargas de fluidos e de nutrientes comparados aos mais jovens e, por isso, a infusão da nutrição parenteral deve ser iniciada em volumes menores. Recomenda-se, inicialmente, ofertar 50% do valor energético total e aumentar a oferta gradativamente, até que atinja 100% das necessidades nutricionais.[20]

REFERÊNCIAS BIBLIOGRÁFICAS

1. Associação Brasileira de Nutrologia; Colégio Brasileiro de Cirurgiões; Sociedade Brasileira de Clínica Médica; Sociedade Brasileira de Nutrição Parenteral e Enteral. Projeto Diretrizes. Terapia Nutricional para Pacientes na Senescência (Geriatria). Setembro, 2011. Disponível em: https://diretrizes.amb.org.br/_BibliotecaAntiga/terapia_nutricional_para_pacientes_na_senescencia_geriatria.pdf. Acesso em 26/01/2018.

2. Baxter YC, Waitzberg DL. Alimentação Enteral. In: Silva SMCS, Mura JDP. Tratado de alimentação, nutrição e dietoterapia. São Paulo, SP. Roca: 2007: 873-82.

3. Borrego C, Lopes H, Barros M, Frangella V. Causas da má nutrição, sarcopenia e fragilidade em idosos. Rev. Assoc. Bras. Nutr.: Vol.4, N.5, jan-jun 2012. Disponível em: https://rasbran.emnuvens.com.br/rasbran/article/view/128/106. Acesso em 07/02/18.

4. Valentim AAF. Nutrição no envelhecer. 2.ed. São Paulo: Editora Atheneu, 2012: 15-38.

5. Vasconcelos MIL. Nutrição Enteral. In: Cuppari L. Guia de nutrição: nutrição clínica no adulto. Barueri, SP. Manole, 2002: 369-90.

6. Ministério da Saúde. Manual de terapia nutricional na atenção especializada hospitalar no âmbito do Sistema Único de Saúde – SUS. Brasília: Ministério da Saúde, 2016.

7. Soares AMNGF, Mota ICP, Cury FB, Campos CRL. Recomendações nutricionais aplicadas à sarcopenia. In: Magnoni D, Kovacs C, Mota ICP, Oliveira PA. Envelhecimento, Sarcopenia e Nutrição. Rio de Janeiro, RJ. DOC editora: 2017: 165-72.

8. Agência Nacional de Vigilância Sanitária (Brasil). Resolução - RDC Nº 21, 13 de maio de 2015. Dispõe sobre o regulamento técnico de fórmulas para nutrição enteral. Diário Oficial da União 15 mai 2015; Seção 1. Disponível em: http://www.in.gov.br/autenticidade.html, pelo código 00012015051500030.

9. Morais CC, Cominetti C, Cozzolino SMF. Vitamina D (Calciferol). In: Cozzolino SMF. Biodisponibilidade de nutrientes. 5.ed. Barueri: Manole, 2016: 341-68.

10. Silva AGH, Pires LV, Cozzolino SMF. Calcio. In: Cozzolino SMF. Biodisponibilidade de nutrientes. 5.ed. Barueri: Manole, 2016: 341-68.

11. Pludowski P, Holick MF, Grant WB, et al. Vitamin D supplementation guidelines. J Steroid Biochem Mol Biol. 2018 Jan; 175:125-35.

12. Rusińska A, Płudowski P, Walczak M, et al. Vitamin D Supplementation Guidelines for General Population and Groups at Risk of Vitamin D Deficiency in Poland-Recommendations of the Polish Society of Pediatric Endocrinology and Diabetes and the Expert Panel With Participation of National Specialist Consultants and Representatives of Scientific Societies-2018 Update. Front Endocrinol (Lausanne). 2018 May 31; 9:246.

13. Ministério da Saúde – MS. Agência Nacional de Vigilância Sanitária – ANVISA. Instrução Normativa - in nº 28, de 26 de julho de 2018.

14. Howard JP, Dardai E, Meier R, Harsanyi L, Jonkers CF, Zadák Z, Kent-Smith L, Bodoky G. Nutrição Enteral. In: Sobotka L. Bases da nutrição clínica. 3.ed. Rio de Janeiro: Editora Rubio, 2008: 183-207.

15. Cardoso BR, Cozzolino SMF. Nutrientes e a doença de Alzheimer. In: Cozzolino SMF. Biodisponibilidade de nutrientes. 5.ed. Barueri: Manole, 2016: 1327-51.

16. McClave SA, Taylor BE, Martindale RG, Warren MM, Johnson DR, Braunschweig C, et al. Guidelines for the provision and assessment of nutrition support therapy in the adult critically Ill patient. Journal of Parenteral and Enteral Nutrition 2016 feb; 40(2): 159-210.

17. Monte JCM. Nutrição Parenteral. In: Cuppari L. Guia de nutrição: nutrição clínica no adulto. Barueri: Manole, 2002: 391-397.

18. Pertkiewicz M, Dudrick SJ, Sitges-Serra A, Szczygiet B, Bobotka L, Barnett MI, Cosslett AG, Muhlebach A, Camilo ME. Nutrição Parenteral. In: Sobotka L. Bases da nutrição clínica. 3.ed. Rio de Janeiro: Editora Rubio, 2008: 211-52.

19. Shoshima AHR, Filho MK. Alimentação Parenteral. In: Silva SMCS, Mura JDP. Tratado de alimentação, nutrição e dietoterapia. São Paulo: Roca: 2007: 941-51.

20. Nóbrega FJ. O que você quer saber sobre nutrição: perguntas e respostas comentadas. 2.ed. Barueri: Manole, 2014: 765-84.

capítulo 10

Desnutrição e Obesidade

- Cristina Coura Napoleão
- Neusa de Jesus Pires Unger
- Juliana Martins Cano

A obesidade e a desnutrição são dois problemas que coexistem nos tempos atuais.[1]

A prevalência crescente dos distúrbios nutricionais entre os idosos tem sido retratada em vários estudos realizados no Brasil, apresentando a obesidade um crescimento mais significativo em relação à desnutrição. A obesidade e a desnutrição foram mais prevalentes no sexo feminino, sendo a desnutrição mais observada entre idosos hospitalizados, institucionalizados e entre os octogenários.[1]

O estado nutricional do idoso é um reflexo de seus hábitos por toda a vida. Isso reforça a importância de uma educação alimentar desde a infância para que se possa tentar garantir um envelhecimento saudável, mantendo a qualidade de vida que envolve também o equilíbrio nutricional.[2]

Desnutrição

Segundo a Organização Mundial da Saúde (OMS), a subnutrição é o estado nutricional do indivíduo caracterizada pela ingestão insuficiente de energia, proteínas e micronutrientes, que resulta de complexa interação entre a sua alimentação, condições econômicas, estado de saúde e condições sociais em que vive.[2]

No processo de envelhecimento, ocorre uma discreta diminuição de peso e redução na altura, e isso não deve ser interpretado como patológico. O peso diminui por causa da perda de massa óssea e de massa muscular, além da redução fisiológica do apetite.[1]

Observamos que a desnutrição em idosos é bastante comum, pois com a idade avançada, o consumo alimentar diário diminui. Além disso, dependendo da dieta, os alimentos consumidos são de baixas calorias, contribuindo para a deficiência nutricional e desnutrição.[3] Vide critérios de indicadores de desnutrição (**Tabela 10.1**).

Em idosos, a prevalência de subnutrição em ambiente hospitalar, dependendo das características do grupo internado, pode chegar a 60%. Complicações clínicas – que aumentam os estados catabólicos e funcionais –, como a perda de dentes, pouca palatabilidade e deficiência visual, podem estar associadas a esse quadro, o que contribui para o aumento do tempo de internação.[2]

Esse distúrbio nutricional afeta o sistema imunológico e funções cognitivas, tornando-se um fator de risco para infecções, quedas, delírios, reações adversas a medicações, deficiência de cicatrização de feridas e diminuição de síntese de proteínas hepáticas, resultando em maior risco de morbidade e mortalidade na população idosa.

Tratamento da Desnutrição no Idoso

Em unidades de internação geriátrica, os objetivos da atuação do nutricionista visam contribuir para a manutenção e melhora do estado nutricional, que irá favorecer a qualidade de vida e reduzir a morbimortalidade.[2]

Após a utilização do método de triagem nutricional escolhido, deve-se proceder a avaliação nutricional completa nos pacientes que foram classificados com risco nutricional. Nesses pacientes, a terapia nutricional deve ser iniciada. Os pacientes sem risco devem ser reavaliados semanalmente.[2] Vide maiores informações sobre triagem e avaliação nutricional nos capítulos de rastreamento e composição corporal.

De maneira geral, a Espen (2018) propõe que a maioria dos idosos desnutridos necessitam de pelo menos 30 kcal/kg/dia de energia, dependendo de sua atividade, da gravidade da doença, do grau de inflamação e/ou do catabolismo. Com relação às recomendações proteicas, a oferta deve ser em torno de 1,2-2,0 g/kg/dia.[7,8]

Existem diversas estratégias nutricionais (suplementos alimentares) e farmacológicas (orexígenos) para deter ou reverter o quadro de perda de peso.[2] Em idosos, há forte recomendação para o uso de

162

DESNUTRIÇÃO E OBESIDADE

Tabela 10.1. Critérios indicadores de desnutrição

Critério	Valores de referência
Índice de massa corporal*	Inferior a 23 kg/m^2
Perda de peso involuntária grave**	1 semana: > 2% 1 mês: > 5% 3 meses: > 7% 6 meses: > 10%
Albumina sérica***	Abaixo de 3,5 mg/dL
Colesterol sérico***	Abaixo de 160 mg/dL
Circunferência da panturrilha****	Abaixo de 31 cm

Fonte: * OPAS, 2002; ** Blackburn, et al., 1979; *** Silva, et al., 2016; **** WHO, 1995.

suplementação oral, pois além de promover aumento da ingestão de energia, proteína e micronutrientes, promove melhora e/ou manutenção do estado nutricional, reduzindo o risco de mortalidade naqueles desnutridos ou em risco para desnutrição. Também é recomendado para idosos no pós-cirúrgico em ortopedia para reduzir complicações e, nos casos de depressão, a fim de evitar e superar a fase de anorexia severa e perda de motivação.[7] Vide maiores informações sobre suplementação no Capítulo 9 – Vias de Alimentação e Especificidade das Fórmulas para Idosos.

Segue, na **Figura 10.1**, exemplo de fluxograma para definição de necessidade de suplementação oral em pacientes com risco nutricional.

Sempre que possível, a dieta via oral (VO) será preferencial, desde que o trato gastrintestinal (TGI) esteja íntegro e o paciente apresente condições clínicas para realizá-la e assim o deseje. Essa via é preferencial não só pela manutenção do TGI funcionante, mas também pela preservação da autonomia e do prazer, a partir da oferta de alimentos preferidos pelo paciente e que lhe propiciem acolhida e satisfação. Destaca-se que a consistência e a quantidade dos alimentos devem estar adaptadas, assim como as próteses dentárias, quando existentes, minimizando qualquer desconforto e facilitando a mastigação e deglutição.[2]

Em muitas situações, a alimentação VO não é suficiente para manter a saúde e o estado nutricional do paciente. Nessas circunstâncias, ela pode ser complementada pela via enteral ou até mesmo pela via parenteral.[2]

163

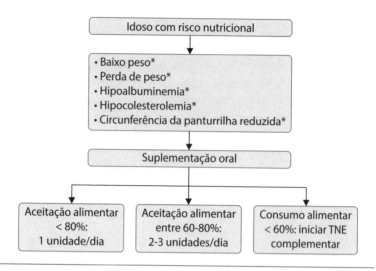

FIGURA 10.1. Fluxograma para definição de necessidade de suplementação oral em pacientes com risco nutricional.

* Ver referências em **Tabela 10.1**. Critérios indicadores de desnutrição.

Protocolos de atendimento adequados são necessários para a realização e sistematização da atenção nutricional, e devem ser desenvolvidos de acordo com a realidade de cada instituição.

Seguem as recomendações nutricionais que podem auxiliar na prevenção e tratamento da desnutrição:[9]

- Oferecer refeições frequentes e em pequenas quantidades.
- Manter fracionamento alimentar, de 5 a 6 refeições ao dia.
- Ofertar alimentos de alto teor calórico e proteico, como preparações acrescidas de azeite de oliva, leite integral, queijos, geleias, mel, sorvetes, entre outros. É importante ressaltar que essa recomendação é para a população idosa sem comorbidades. Na presença de doenças associadas, faz-se necessário o controle das quantidades e individualização da terapia nutricional.
- Alimentos abrandados por cocção, que exijam pouca mastigação, podem aumentar a capacidade de consumo alimentar. Por exemplo: cremes, mingaus, vitaminas, purês e sopas.
- Iniciar as refeições pela fonte proteica, em seguida carboidratos e, por último, a ingestão de verduras e legumes para prevenir a saciedade precoce.

DESNUTRIÇÃO E OBESIDADE

- Na ausência de uma fonte de carne/frango/peixe nas refeições, procure incluir claras de ovos na sopa ou nas demais preparações.
- Utilizar suplementos alimentares hipercalóricos/hiperproteicos, em pó ou prontos para consumo, sob orientação do nutricionista.
- Ofertar, além de água, líquidos de maior teor calórico, como sucos, leite batido com frutas, água de coco etc.

Nos casos em que o idoso apresenta desnutrição e disfagia simultaneamente, é ainda importante ressaltar:[9]

- Adaptar consistência e volume da dieta conforme tolerância do paciente, grau de disfagia e conforme orientações fonoaudiológicas.
- Indicar o uso de espessantes para líquidos sob orientações fonoaudilógicas.

O preparo para alta hospitalar deve ser realizado desde a admissão para que o próprio idoso, familiares e cuidadores, entendam e assimilem as orientações, a fim de conseguir dar continuidade ao tratamento em domicílio. Além disso, caso o nutricionista julgue necessário, é de suma importância que haja indicação para acompanhamento nutricional e da equipe multiprofissional após a alta.

O atendimento nutricional ambulatorial do idoso segue os mesmos protocolos para os pacientes de modo geral:

- **Avaliação dietética:** avaliação do consumo alimentar (anamnese alimentar, recordatório de 24 horas, questionário de frequência de consumo alimentar) e rastreamento de risco nutricional (MAN, mini-MAN, MUST). Vide maiores informações no Capítulo 4 – Rastreamento Nutricional.
- **Avaliação antropométrica e clínica:** ver mais informações no Capítulo 5 – Avaliação Antropométrica e Composição Corporal.
- **Orientação nutricional:** quando detectado o risco para desnutrição, seguir as mesmas orientações para os pacientes internados descritas anteriormente.[2]

Em geral, o idoso tem mais dificuldade de aceitar mudanças em seu estilo de vida. Por isso, a intervenção nutricional deve ser gradual, para que siga a orientação.[10] Nessa etapa de orientação individualizada, é

165

possível utilizar guias alimentares, dentre os quais se destacam a pirâmide dos alimentos e passos para a alimentação saudável para pessoas com mais de 60 anos, estratégias simples, práticas e ilustrativas que podem ser utilizadas tanto no atendimento individual ou em grupos. Vide maiores informações nos Capítulos 1 a 3, sobre Alimentação Saudável e Recomendações Nutricionais.

Os retornos são realizados de acordo com a evolução individual. No início do tratamento, esses intervalos devem ser mais curtos e, conforme a melhora do estado nutricional, podem ser espaçados de acordo com as necessidades e, também, encaminhados para atendimentos em grupo.

Segue, na **Tabela 10.2**, exemplo de cardápio hipercalórico e hiperproteico, priorizando alimentos com maior densidade calórica para auxiliar no ganho de peso.

Tabela 10.2. Exemplo de cardápio para ganho de peso

Refeição	Cardápio
Café da manhã	Vitamina de abacate (leite integral + abacate + mel + farelo de aveia + suplemento em pó)
Lanche da manhã	Iogurte natural com nozes trituradas e geleia 100% fruta sem adição de açúcar ou adoçante
Almoço	• Frango em cubos ensopado • Arroz com feijão + farofa • Legumes na manteiga • Salada de folhas com milho, parmesão ralado e azeite • Sobremesa: salada de frutas + linhaça
Lanche da tarde	Sobremesa: Creme de caqui (**Receita 10.1**) + suplemento em pó
Jantar	**Opção 1** • Omelete com queijo e tomate • Creme de espinafre • Arroz com lentilha • Salada de beterraba, brócolis e chuchu **Sobremesa** • Melão picado

(Continua)

166

Tabela 10.2. Exemplo de cardápio para ganho de peso (Continuação)

Refeição	Cardápio
Jantar	**Opção 2** Sopa batida (incluir verduras, legumes, 1 fonte de proteína e 1 fonte de carboidrato. Se desejar, incluir também feijão, ervilha, grão-de-bico ou lentilha batidos) (**Receita 10.2**), acrescentar um fio de azeite na sopa para aumentar o valor calórico da preparação **Sobremesa** Manga picada
Ceia	• Chá de ervas • Torrada • Geleia 100% fruta, sem adição de açúcar ou adoçante • Queijo branco

Receita 10.1. Creme de Caqui

Ingredientes
- 4 caquis do tipo mole, sem a casca
- 1 iogurte natural
- 2 colheres de sopa de creme de leite, sem o soro
- Mel a gosto

Modo de preparo

Bata o caqui no liquidificador até formar um creme. Em uma vasilha, misture o caqui batido com o iogurte natural, o creme de leite e o mel. Deixe gelar até firmar bem.

Obs.: O caqui pode ser substituído pela fruta de sua preferência.

Receita 10.2. Sopa de mandioquinha com agrião

Ingredientes
- 2 litros de água
- 400 g de mandioquinha
- 1 prato fundo de agrião
- 250 g de carne moída
- 2 tomates
- 1 cebola
- 4 dentes de alho

Modo de preparo

Refogar a carne, com cebola e alho picados. Acrescentar a mandioquinha e o tomate, picados em cubinhos. Colocar os temperos e 2 litros de água. Cozinhar por 10 minutos na panela de pressão. Acrescentar o agrião cru e bater tudo no liquidificador.

Obesidade

Obesidade é o excesso de tecido adiposo no organismo, sendo considerada uma doença crônica e inter-relacionada, direta ou indiretamente, com algumas outras situações patológicas que aumentam a morbimortalidade, como as doenças cardiovasculares, osteomusculares e neoplásicas. As obesidades central e visceral têm mais caráter pró-inflamatório, quando comparada à obesidade global.[2]

O comprometimento da capacidade funcional, particularmente relacionada à mobilidade, é significativamente maior em idosos obesos e com sobrepeso em relação a idosos eutróficos. Quando o comprometimento funcional e a redução das reservas fisiológicas são graves o bastante para determinar incapacidade, instala-se o processo de fragilidade, que por sua vez associa-se à perda de autonomia, piora da qualidade de vida e aumento da mortalidade.[11,12]

A obesidade causa complicações clínicas graves, com consequente aumento da morbidade, impacto na qualidade de vida e morte prematura. Os processos fisiopatológicos envolvidos incluem a resistência insulínica, anormalidades dos lípides, alterações hormonais e inflamação crônica.[2]

A obesidade sarcopênica, e não apenas a obesidade e a sarcopenia de forma isolada, parece associar-se ao aumento do risco cardiovascular na população idosa. O termo é utilizado para caracterizar a confluência do excesso de gordura coexistindo com a redução da massa magra, incluindo músculos e ossos. Há perda da quantidade e da qualidade dos músculos, com redução do número e do tamanho das fibras musculares, da função mitocondrial e da síntese de proteína muscular. A identificação do idoso com obesidade sarcopênica é clinicamente relevante, mas difícil. A força muscular é mais importante que a massa muscular, como determinante na limitação funcional e piora da saúde global.[11,13,14]

A osteoartrose é a principal causa de incapacidade física entre idosos. Idosos obesos manifestam risco aumentado de osteoartrose de joelhos, uma vez que o excesso de peso ao longo dos anos resulta em estresse mecânico crônico sobre as articulações sustentadoras do peso.[11]

Estudos observacionais demonstraram correlação positiva entre obesidade e densidade mineral óssea (DMO). Presumia-se que o aumento da DMO poderia ser atribuído tanto à sobrecarga mecânica, determinada pelo excesso de peso, quanto aos fatores hormonais (estrógeno, insulina, leptina), que estimulam a formação e inibem a reabsorção óssea. Além disso, tanto o aumento da DMO quanto o coxim adiposo excessivo ao redor do trocanter protegeriam o paciente contra fratura de colo de fêmur no momento da queda. As evidências atuais, porém, não permitem estabelecer uma relação protetora da obesidade no risco de osteoporose e fratura por fragilidade.[15,16]

O acompanhamento e tratamento nutricional no idoso obeso é de suma importância, pois a obesidade está relacionada diretamente com a falta de alimentação saudável e práticas de exercícios físicos. O papel da família e do profissional nutricionista na orientação e no cuidado pode proporcionar uma alimentação adequada e de qualidade.

Tratamento da Obesidade no Idoso

Como consequência do envelhecimento, é comum ocorrerem declínios da taxa metabólica em repouso (TMR), principalmente por conta da redução de células musculares metabolicamente ativas.[2]

Tem aumentado a preocupação com o estudo da TMR em idosos, pois baixas taxas metabólicas podem contribuir para o excesso de peso nesse grupo etário. Nessa etapa da vida, também é comum a redução das atividades físicas, tanto cotidianas como as domésticas, quanto programadas como caminhadas, corridas, entre outras. Gastando menos energia em repouso e dedicando menos tempo a atividades físicas, idosos podem apresentar menor necessidade energética total (NET) quando comparados os indivíduos adultos.[2]

Na impossibilidade de adotar os métodos de calorimetria direta e indireta na prática clínica, algumas equações têm sido sugeridas para estimar a TMR (ver Capítulos 1 e 2, sobre recomendações nutricionais). As necessidades energéticas totais também podem ser estimadas por fórmulas de bolso, para idosos obesos a recomendação é de 14 a 20 Kcal/kg/dia.[17]

Com relação à necessidade proteica, é muito importante manter um aporte adequado a fim de evitar a perda de massa muscular e consequente redução do TMR. Recomenda-se uma oferta entre 1 a 1,2 g/kg/dia para idosos obesos.[8]

Devido ao risco aumentado de osteoartrose nessa população, deve-se ter maior atenção ao consumo de cálcio, magnésio e fósforo, pois a principal função desses minerais consiste na participação do processo de desenvolvimento e preservação óssea.[2]

A avaliação do estado nutricional é fundamental para a identificação dos pacientes sob risco nutricional. Tem-se, assim, uma descrição do perfil clínico e nutricional do paciente, com a qual se determina o grau de obesidade, o tipo de distribuição de gordura corpórea (central ou periférica) e a presença ou não de comorbidades associadas ao quadro. A avaliação nutricional só será completa se apresentar a descrição do padrão alimentar ao longo da vida do indivíduo e o tipo de dieta que ele está ingerindo no momento da avaliação.[2]

Seguem recomendações nutricionais que podem auxiliar na prevenção e tratamento da obesidade:[9]

- Comer devagar, mastigando bem os alimentos, fazendo todas as refeições em horários regulares.
- Tenha sempre alimentos saudáveis por perto e faça um planejamento antecipado das suas refeições e lanches intermediários.
- Utilizar alimentos integrais, pois possuem maior quantidade de fibras que auxiliam no controle da saciedade.

DESNUTRIÇÃO E OBESIDADE

- Evitar ficar muito tempo em jejum, faça o fracionamento das refeições.

- Hidratar-se, preferencialmente com água (evite bebidas açucaradas). Esse consumo deve ocorrer entre as grandes refeições (30 minutos antes e 1 hora após).

- Priorizar o consumo de carnes brancas, como peixes em geral, peito ou sobrecoxa de frango e peru. Restrinja a carne vermelha em 2 x/semana e preferir os cortes magros, como filé mignon, alcatra, lagarto, patinho, coxão mole, coxão duro e lombo suíno. Retire toda a gordura visível antes do preparo.

- Consumir produtos lácteos com baixo teor de gordura (leite desnatado, queijo *cottage*, ricota, queijo branco, iogurte desnatado).

- Orientar que 50% do prato deve ser composto por verduras e legumes, 25% por carboidratos e 25% por proteínas (vide maiores informações no Capítulo 1 – Alimentação Saudável).

- Preparar alimentos grelhados, assados, ensopados, refogados ou cozidos, evitando frituras em geral.

- Evite o excesso de óleo e azeite nas preparações.

- Preferir sempre alimentos naturais ou minimamente processados, evitar alimentos ultraprocessados com alto teor de açúcares e gorduras.

- Orientar leitura dos rótulos para identificação de açúcar e gordura na lista de ingredientes (vide maiores informações no Capítulo 1 – Alimentação Saudável).

- Ingredientes presentes no rótulo dos alimentos que ajudam a identificar açúcar de adição: açúcar invertido, dextrose, frutose, maltose, mel, melado, néctar, xarope de alta maltose, xarope de milho, xarope de bordo.

- Orientar que, assim como os exercícios, a alimentação saudável deve ser para toda a vida.

Segue, na **Tabela 10.3**, exemplo de cardápio para auxiliar na perda de peso de forma equilibrada e saudável, a fim de priorizar perda de gordura e prevenir perda de massa muscular.

Tabela 10.3. Exemplo de cardápio para perda de peso

Refeição	Cardápio
Café da manhã	Leite desnatado (0% gordura) com café + Pão de forma 100% integral torrado com queijo branco + Mamão papaia + semente de linhaça triturada
Lanche da manhã	Iogurte natural desnatado (0% gordura) + uvas passas
Almoço	Peixe assado Arroz integral + feijão Brócolis ao vapor Salada de alface, rúcula, cenoura ralada e beterraba ralada + limão espremido Fruta da estação
Lanche da tarde	"Pão de queijo" de frigideira (**Receita 10.3**) + Café ou chá sem adição de açúcar
Jantar (21:00 h)	**Opção 1** Filé de frango grelhado Purê de mandioquinha Abobrinha ao sugo Salada de agrião, tomate cereja, manjericão e hortelã + um fio de azeite **Opção 2** Sopa contendo: • 1 fonte de proteína: carne ou frango desfiado/em cubos ou batido na sopa • Verduras e legumes (exceto batata, mandioca, mandioquinha, cará, inhame) • Arroz, batata-doce, mandioca, mandioquinha ou macarrão (**Receita 10.4**) **Sobremesa** Fruta da estação
Ceia (opcional)	Torrada integral Ricota amassada com um fio de azeite e orégano Chá de ervas sem adoçar

Receita 10.3. "Pão de queijo" de frigideira

Ingredientes
- 1 ovo
- 1 colher de sopa de goma de tapioca
- 1 colher de sopa de queijo *cottage*
- 1 colher de sobremesa de azeite extravirgem

Modo de preparo

Bata com um garfo todos os ingredientes em uma tigela alta. Quando formar uma mistura homogênea, em uma frigideira antiaderente e em fogo baixo, coloque a mistura. Espere ficar firme e começar a dourar e vire do outro lado.

Receita 10.4. Canja com arroz integral ou quinoa

Ingredientes
- 300 g de peito de frango
- 1 a 1,5 litros de água
- 1 cebola picada
- 1 xícara de cenoura em cubos
- 2 talos de salsão picado
- ¼ xícara de quinoa ou arroz integral
- Folhas de agrião (mini ou normal, sem os talos maiores)
- 1 pitada de noz-moscada
- Azeite, com moderação
- Cebolinha e salsinha picada a gosto

Modo de preparo

Em uma panela, refogue o frango com a cebola. Acrescente a água e deixe ferver. Quando o frango estiver cozido, desfie e acrescente o arroz ou a quinoa. Depois, acrescente a cenoura e o salsão. Ao final, coloque o agrião e a cebolinha/salsinha e desligue. Sirva quente.

REFERÊNCIAS BIBLIOGRÁFICAS

1. Santos ACO, Machado MMO, Leite EM. Envelhecimento e alterações do estado nutricional 2010. Geriatria & Gerontologia. 2010;4(3):168-175.
2. Silva MLN, Marucci MFN, Roediger MA. Tratado de Nutrição em Gerontologia. 1. ed. Barueri: Manole, 2016, p. 92-351.
3. Sousa VMC, Guarianto MH. Avaliação do idoso desnutrido 2009. Rev.Bras Clin Med 2009:7:46-9.
4. Organización Panamericana de la Salud. División de Promoción y Protección de la Salud (HPP). Encuesta Multicentrica salud beinestar y envejecimiento (SABE) em América Latina el Caribe: Informe Preliminar [Internet]. In: XXXVI Reunión del Comité asesor de investigaciones em Salud; 9-11 jun 2001; Kingston, Jamaica: OPAS, 2002, [acesso em 13 de dez de 2018]. Disponível em: www.opas.org/program/sabe.htm.
5. Blackburn GL, Thornton PA. Nutritional assessment of the hospitalized patient. Medical Clinics of North America 1979, Philadelphia, v.14, p.1102-8, 1979.
6. WHO – World Health Organization. Physical Status: The use and interpretation of anthropometry. 1995. [acesso em 10 out 2018]. Disponível em: http://apps.who.int/iris/bitstream/10665/37003/1/WHO_TRS_854. pdf?ua=1.
7. Volkert D, et al. ESPEN guideline on clinical nutrition and hydration in geriatrics, Clinical Nutrition 2018: 1-38.
8. Bauer J, Biolo G, Cederholm T, Cesari M, Cruz-Jentoft AJ, Morley JE, et al. Evidence-based recommendations for optimal dietary protein intake in older people: a position paper from the PROT-AGE Study Group. J Am Med Dir Assoc. 2013 Aug;14(8):542-59.
9. Leão LSCS, Gomes MCR. Manual de nutrição clínica para atendimento ambulatorial do adulto. 15 ed. Petrópolis, Rio de Janeiro: Vozes, 2014.
10. Vitolo MR. Nutrição: da gestação ao envelhecimento. Rio de janeiro: Rubio; 2008.
11. Dorner TE, Rieder A. Obesity paradox in elderly patients with cardiovascular diseases. Int J Cardiol. 2012, Feb 23;155(1):56-65.

12. Villareal DT, Apovian CM, Kushner RF Klein S, NAASO. The Obesity Society. Obesity in older adults: Technical review and position statement of the american society for nutrition and NAASO, the obesity society Am J Clin Nutr. 2005, Nov; 82(5):923-34.

13. Moraes END. Princípios básicos de geriatria e gerontologia. Belo Horizonte: Coopmed, 2008.

14. Ritz P.Validity of measuring knee-height as an estimate of height in diseased french elderly persons. J Nutr Health Aging. 2004;8:386-8.

15. Stephen WC, Janssen I. Sarcopenic-obesity and cardiovascular disease risk in the elderly. J Nutr Health Aging. 2009 May;13(5):460-6.

16. Folsom AR, Kushi LH, Anderson KE, Mink PJ, Olson JE, Hong CP, et al. Associations of general and abdominal obesity with multiple health outcomes in older women: The iowa women's health study. Arch Intern Med. 2000 July 24;160(14):2117-28.

17. Lachs H. Ockenga J, Weinrebe W, Schorer W, et al. Espen guidelines on Enteral Nutrition. Geriatrics. Clin Nutr 2006, 25: 330-60.

capítulo 11

Doenças Crônicas I

- Andrea Galdino Figueiredo
- Mariana Volante Gengo
- Cristiane Almeida Hanashiro

Diabetes

Diabetes mellitus (DM) tipo 2 está entre as doenças mais frequentes nos idosos. É caracterizada por hiperglicemia crônica, resultante de diferentes graus de deficiência e resistência à ação da insulina, e contribui para o maior risco para doenças cardiovasculares (DCV), cérebro vasculares e arteriais periféricas. O diagnóstico clínico do DM no idoso pode passar despercebido, pois os sintomas podem ser inespecíficos, como baixa energia para as atividades diárias, queda, tontura e confusão mental. Os sintomas clássicos, como poliúria e polidipsia, tendem a aparecer com valores de glicemia superior a 200 mg/dL, sendo frequente também perda de peso e visão borrada.[1]

A importância da dieta no contexto de estilo de vida saudável já está amplamente comprovada na prevenção e tratamento da DM tipo 2 em diferentes populações. A orientação nutricional com estabelecimento de plano alimentar, combinados à atividade física, são medidas terapêuticas de primeira escolha (nível de evidência A).[2,3]

Nos indivíduos idosos, algumas alterações na função cognitiva ou demência podem influenciar nos cuidados relacionados à dieta e tratamento farmacológico.[3] Outro fator importante é o fato da diminuição do apetite, muito comum nessa faixa etária, onde a reserva de glicogênio pode ficar comprometida, ocorrendo glicogenólise insuficiente, causando hipoglicemia com risco de lesão em órgãos vitais, como cérebro e coração.[1]

Não existem estudos clínicos específicos para a população idosa com diabetes, por esse motivo as recomendações são baseadas em trabalhos com população mista.[2,3] O tratamento deve ser individualizado conforme presença de comorbidades, polifarmácia, cognição e expectativa de vida.[1,3,4] As metas são mais flexíveis com glicemias a qualquer momento abaixo de 180 mg/dL e hemoglobina glicada (HbA1c) > 7%.[3]

A dietoterapia visa não somente controlar a glicemia, como também manter níveis lipídicos adequados para prevenção de possíveis complicações micro e macrovasculares, melhorar ou manter o estado nutricional, contemplando as necessidades individuais de cada paciente e prevenir possíveis complicações da DM.[1,2,5]

Recomendações de orientação nutricional para idosos

- Individualizar plano alimentar, considerando hábitos e condições socioculturais.
- Não subestimar capacidade de entendimento.
- Ouvir o paciente e perguntar se houve entendimento das orientações.[2,5]

As recomendações nutricionais para idosos diabéticos estão exemplificadas no **Quadro 11.1.**

Quadro 11.1. Recomendações nutricionais para idosos com diabetes

Nutrientes	Ingestão recomendada
Valor energético total (VET)	Dieta normo, hiper ou hipocalórica de acordo com as necessidades individuais e o estado nutricional. Utilizar parâmetros semelhantes à população geral
Carboidratos	55 a 60% Carboidratos simples 10 a 15% Considerar o índice glicêmico dos alimentos pode oferecer benefícios
Proteína	10 a 15% Considerar 0,8 a 1,0 g/kg/dia
Sódio	Até 2.000 mg/dia

(Continua)

Quadro 11.1. Recomendações nutricionais para idosos com diabetes (Continuação)

Nutrientes	Ingestão recomendada
Fibra alimentar	14 g a cada 1.000 kcal
Gordura total	Até 30% VET, igualmente distribuídas entre monoinsaturadas, poliinsaturadas e insaturadas
Colesterol	300 mg/dia
Vitaminas e minerais	Suprir necessidades individuais Suplementar se o paciente apresentar alguma deficiência, pois idosos são um grupo mais vulnerável e a ingestão pode estar inadequada

Fonte: Adaptado Diretrizes SBD (2016) e Silva (2016).

Plano alimentar

- Fracionar a dieta entre 4 a 6 refeições por dia, com intervalos a cada 3 horas para favorecer o controle de glicemia e melhor ação da insulina.
- Garantir fonte proteica de baixo teor de gordura para manter adequados os níveis de colesterol e triglicérides.
- Introduzir peixe 2 a 3 vezes por semana para garantir a ingestão de ômega 3.
- Estimular o consumo de leguminosas 1 vez por dia, por conter fibra solúvel. Ingestão de fibras está relacionada à diminuição do risco de diabetes e risco cardiovascular, principalmente as solúveis (gomas, pectinas, mucilagens, frutas, leguminosas, legumes e aveia) por retardarem o esvaziamento gástrico, reduzindo a velocidade de absorção da glicose.
- Para melhor resposta glicêmica, incentivar 6 porções de cereais integrais por dia.
- Orientar 3 porções diárias de leite e derivados com baixo teor de gordura.
- Estimular o consumo de 3 porções de frutas, 3 de verduras e 2 de legumes diariamente, para garantir aporte de vitaminas, minerais e antioxidantes.
- Individualizar a utilização de índice glicêmico (IG), que se refere ao valor da capacidade do alimento elevar a glicemia em comparação com a glicose ou alimento padrão, pão branco, le-

vando-se em consideração a digestão e absorção dos alimentos, presença de lipídeos, proteína, fibra, modo de preparo e consistência. Porém, a aplicação de IG é controversa, já que em alguns alimentos de baixo índice glicêmico podem ter altas concentrações de lipídeos, que pode favorecer possíveis complicações.[4,5]

Adoçantes

Os adoçantes não são essenciais ao tratamento da DM, mas favorecem o convívio social e flexibilidade no plano alimentar.[3] Alguns dos adoçantes disponíveis no Brasil estão exemplificados no **Quadro 11.2**, com as quantidades adequadas para consumo.

Para a utilização de frutose em indivíduos com diabetes, deve-se considerar o valor calórico e possíveis alterações glicêmicas. Estudos apontam seu potencial em acumular gordura e deteriorar a sensibilidade à insulina.[2]

Quadro 11.2. Adoçantes aprovados pela Anvisa no Brasil

Edulcorante	IDA (mg/kg peso/dia)
Sorbitol	Não especificada
Manitol	Não especificada
Isomaltitol	Não especificada
Maltitol	Não especificada
Sacarina	5
Ciclamato	11
Aspartame	40
Estévia	4
Acessulfame de potássio	15
Sucralose	15
Neotame	2
Taumatina	Não especificada
Lactitol	Não especificada
Xilitol	Não especificada
Eritritol	Não especificada

Fonte: Cartilha de adoçantes da Associação Brasileira da Industria de Alimentos para fins Especiais e Congêneres (ABIAD) com o apoio da Anvisa (Agência Nacional de Vigilância Sanitária).

Já os adoçantes acessulfame-K – aspartame, estévia, ciclamato, sacarina sódica e sucralose –, são considerados seguros para o uso de pacientes com diabetes, desde que a ingestão diária aceitável (IDA) seja respeitada.[2,3]

Suplementação

Para o paciente diabético, o suplemento oral deve fornecer menor teor de carboidrato com baixo índice glicêmico.[3] Deve conter alto teor de fibras para melhor controle dos níveis de insulina e maiores concentrações de ácidos graxos monoinsaturados, que aumentam a fluidez das membranas como consequente redução da resistência à ação da insulina e controle do perfil lipídico.[3]

Seguem sugestões de cardápio (**Quadro 11.3**) e receitas (**Receitas 11.1 e 11.2**).

Quadro 11.3. Exemplo de cardápio qualitativo para diabetes

Refeição	Alimento
Café da manhã	Leite desnatado
	Pão integral com queijo minas frescal
	Mamão formosa
Lanche da manhã	Pera + castanha-do-pará
Almoço	Salada de alface americana, rúcula e repolho
	Brócolis cozido
	Salmão assado com alecrim
	Arroz integral
	Feijão
Lanche da tarde	Iogurte desnatado com fruta e aveia
Jantar	Salada de acelga, agrião, cenoura ralada e tomate
	Chuchu cozido
	Arroz integral
	Lentilha
	Frango com açafrão
Ceia	Chá de ervas
	Torrada integral
	Geleia 100% fruta (sem adição de açúcar ou adoçante)

Receita 11.1. Charutinho caipira

Ingredientes

Para enrolar
- 6 folhas de couve-manteiga grandes

Recheio
- 200 g de carne moída magra
- ½ cebola ralada
- 100 g de milho-verde em grãos
- 1 colher (sopa) de salsa picada
- Sal a gosto, com moderação

Molho
- 1½ xícara (chá) de caldo de legumes caseiro
- ½ xícara (chá) de purê de tomate caseiro
- Salsa picada (opcional)

Modo de preparo

Corte cada folha de couve ao meio e escalde-as em água fervente. Reserve.

Para o recheio, misture todos os ingredientes. Coloque um pouco de recheio sobre cada metade das folhas de couve e enrole-as, como um charuto.

Para o molho, misture os ingredientes.

Em uma panela, acomode os charutinhos, um ao lado do outro, e regue com o molho. Tampe a panela e leve ao fogo baixo por cerca de 30 minutos. Salpique a salsinha e sirva.

Rendimento: 6 porções.

Receita 11.2. Manjar dos deuses

Ingredientes

Manjar
- 4 xícaras (chá) de leite desnatado
- 1 colher (sopa) de amido de milho
- 100 g de farinha de amêndoas
- 1 colher (chá) de essência de amêndoas
- 4 colheres (sopa) de adoçante forno e fogão
- 2 envelopes de gelatina em pó sem sabor

Coulis de maracujá
- ½ xícara (chá) de suco de maracujá natural
- 1 xícara (chá) de água
- 2 colheres (chá) de amido de milho
- 6 colheres (sopa) de adoçante forno e fogão
- Sementes de maracujá para enfeitar (opcional)

Modo de preparo

Manjar

Misture o leite, amido, farinha de amêndoas, essência e adoçante. Leve ao fogo para engrossar ligeiramente. Hidrate a gelatina em 4 colheres (sopa) de água fria e acrescente à mistura, mexendo até que fique bem dissolvido. Coloque em forma de pudim e leve à geladeira.

Coulis de maracujá

Misture os ingredientes e leve ao fogo baixo por cerca de 10 minutos. Desenforme o manjar e sirva com a calda. Se quiser, enfeite com as sementes de maracujá

Rendimento: 10 porções.

Dislipidemias

As dislipidemias são alterações nas concentrações dos lipídeos plasmáticos, e são classificadas em: hipercolesterolemia isolada (elevação da lipoproteína de baixa densidade – LDL-c), hipertrigliceridemia isolada (elevação dos triglicérides – TG), hiperlipemia mista (elevação de LDL-c e TG) ou diminuição da lipoproteína de alta densidade (HDL-c baixa). Quando presentes, predispõem o organismo ao aparecimento de aterosclerose e complicações cardiovasculares.[7-10]

Fatores de risco

- Obesidade.
- Sedentarismo.
- Tabagismo.
- Etilismo.
- Distúrbios genéticos.
- Dieta inadequada.[7-9]

De modo geral, a dietoterapia visa manter níveis adequados das concentrações lipídicas, para prevenir possíveis complicações[8] e melhorar ou manter o estado nutricional, através do incentivo aos hábitos saudáveis de vida, com dieta equilibrada e atividade física regular.[12]

Medidas que estão relacionadas ao controle da dislipidemia

Hipercolesterolemia

- Adequar o peso.
- Estimular a ingestão de fibras.
- Reduzir o consumo de ácidos graxos saturados e trans, com substituição parcial por monoinsaturadas e poli-insaturados.

- Ingerir fitosteróis (2 a 3 g/dia), que agem reduzindo a absorção do colesterol, como nozes, amendoins, sementes de gergelim e de girassol e abacate.
- Orientar quanto ao modo de preparo dos alimentos é fundamental para controlar a quantidade de gordura da preparação.
- Estimular mudanças no estilo de vida.
- Aumentar atividade física.[7-9,11]

Hipertrigliceridemia
- Adequar o peso corporal.
- Reduzir a ingestão de bebidas alcoólicas.
- Reduzir a ingestão de açúcar simples e carboidratos.
- Reduzir o consumo de ácidos graxos saturados e trans, com substituição parcial por monoinsaturadas e poli-insaturados.
- Estimular mudanças no estilo de vida.
- Aumentar atividade física.[7-9,11]

As recomendações nutricionais para o tratamento da dislipidemia estão exemplificadas na **Tabela 11.1**.

Plano alimentar
- A implantação de um plano alimentar com maior ingestão de vegetais, leguminosas (destaque para a soja), frutas frescas e grãos integrais é fundamental para um aporte de fibras à dieta.
- Alimentos com baixo índice glicêmico e redução do uso de açúcar também são recomendados.
- Carnes magras, como peixes e frango sem a pele, claras de ovo, leites e iogurtes desnatados, devem ser incentivados. Preferência por alimentos grelhados e cozidos no vapor, ou assados e refogados com pouca quantidade de gordura.
- Devem ser evitados: doces concentrados, gordura hidrogenada, embutidos, vísceras de animais, queijos amarelos, leites e derivados integrais e gorduras animais.[8-11]

Tabela 11.1. Recomendações nutricionais para o tratamento das dislipidemias

Recomendações	LDL-c dentro da meta e sem comorbidades*	LDL-c acima da meta ou presença de comorbidades*	Limítrofe 150-199 mg/dL	Triglicerídeos elevado 200-499 mg/dL	Muito elevado > 500 mg/dL
Perda de peso (%)	Manter peso saudável	5-10	Até 5	5-10	5-10
Carboidratos (% VCT)	50-60	45-60	50-60	50-55	45-50
Açúcar de adição (% VCT)	< 10	< 10	< 10	5-10	< 5
Proteínas (% VCT)	15	15	15	15-20	20
Gordura (% VCT)	25-35	25-35	25-35	30-35	30-35
Ácidos graxos trans (% VCT)	Excluir da dieta				
Ácidos graxos saturados (% VCT)	< 10	< 7	< 7	< 5	< 5
Ácidos graxos monoinsaturados (% VCT)	15	15	10-20	10-20	10-20
Ácidos graxos poli-insaturados (% VCT)	5-10	5-10	10-20	10-20	10-20

* Comorbidades: HAS, DM, sobrepeso ou obesidade, circunferência da cintura aumentada, hipercolesterolemia, hipertrigliceridemia, SM, intolerância à glicose ou aterosclerose significativa; LDL-c: colesterol da lipoproteína de baixa densidade; VCT: valor calórico total; EPA: ácido eicosapentanoico; DHA: ácido docosa-hexaenoico. Fonte: Adaptada de Miller, Stone, Ballantyne, Bittner, Criqui, Ginsberg (2011).

Receitas para auxiliar no controle da dislipidemia

Receita 11.3. Pão 7 grãos caseiro

Ingredientes

- ½ xícara de semente de girassol
- ½ xícara de aveia em flocos grande
- ½ xícara de linhaça
- ½ xícara de gergelim
- ½ xícara de fibra grossa
- 1 xícara de farinha de centeio
- ½ de xícara de óleo de girassol
- 2 colheres de sopa de fermento biológico
- 3 colheres de sopa de açúcar mascavo ou melado de cana
- 1 colher de café de sal
- ½ litro de água morna
- 800 g de farinha de trigo ou suficiente para amassar

Modo de preparo

Misturar os ingredientes em um recipiente, colocando por último o trigo. Amassar até que tudo esteja unido e desprendendo um pouco da mão.

Deixar crescer até dobrar de volume.

Amassar mais um pouco e modelar em formato de pão. Colocar em forma para pão untada e deixar crescer novamente até o tamanho desejado.

Assar em forno moderado por 35 minutos.

Receita 11.4. Quibe de soja com linhaça

Ingredientes

- 3/4 de xícara de trigo para quibe
- 250 g de soja temperada
- 1 cebola média bem picada
- 3 colheres de sopa de azeite de oliva
- 1 colher de sopa de hortelã picada
- 1 colher de sopa de linhaça
- 1 pitada de canela em pó
- Sal e pimenta síria, ou pimenta do reino, a gosto

Modo de preparo

Deixe o trigo e a linhaça de molho por uma hora e meia. Escorra e esprema bem com as mãos.

Misture bem todos os ingredientes.

Unte um refratário com azeite de oliva. Espalhe os ingredientes uniformemente pela forma apertando. Regue com azeite.

Leve ao forno médio por vinte minutos.

Síndrome Metabólica

O termo síndrome metabólica (SM) é caracterizado por um agrupamento de fatores de risco, que inclui: obesidade abdominal, altos níveis pressóricos alterações glicêmicas e dislipidemia. A presença de três ou mais critérios forma um conjunto de fatores de risco metabólico que se manifestam no indivíduo e aumentam as chances de desenvolver DCV, acidente vascular cerebral (AVC) e DM.[14,15]

Existem quatro principais referências utilizadas para o diagnóstico da síndrome metabólica, que estão listadas na **Tabela 11.2**.

DOENÇAS CRÔNICAS I

Tabela 11.2. Definições e critérios diagnósticos para a síndrome metabólica em idosos

	OMS (modificado)	NCEP-ATPIII	IDF	JIS
Pressão arterial	≥ 140/90 mmHg ou tratamento de HAS	≥ 130/85	≥ 130/85 mmHg ou tratamento de HAS	≥ 130/85 mmHg ou tratamento de HAS
Antropometria	RCQ ♂ > 0,9 e ♀ > 0,85 e/ou IMC > 30 kg/m²	CA ≥ 102 ♂ ≥ 88 ♀	CA ≥ 94 ♂ ≥ 80 ♀	CA ≥ 94 ♂ ≥ 80 ♀
Glicose	DM, ITG ou Homa-1 IR > 2,7	≥ 110	≥ 100	≥ 100
TG	≥ 150	≥ 150	≥ 150	≥ 150
HDL-col	♂ < 35 ♀ < 39	♂ < 40 ♀ < 50	♂ < 40 ♀ < 50	♂ < 40 ♀ < 50
Critério SM	DM, ITG ou Homa-1 IR > 2,7 +2 outros componentes	3 ou mais componentes	CA mais 2 componentes	3 ou mais componentes

OMS: Organização Mundial de Saúde; NCEP-ATPIII: Third Report of the National Cholesterol Education Program; IDF: Federação Internacional de Diabetes; JIS: Joint Interim Statement; HAS: hipertensão arterial sistêmica; RCQ: relação cintura/quadril; IMC: índice de massa corporal; ITG: tolerância diminuída a glicose; Homa1-IR: homeostastic model assessment; tanto os TG alterados ou HDL-c baixo constituem apenas um fator pela OMS; CA: circunferência abdominal. Fonte: Saad MAN, et al., 2013.

A prevalência da SM aumenta com o avançar da idade. Entre idosos, é um problema de saúde em diferentes países e, embora não haja consenso quanto as definições nessa faixa etária, a presença isolada de seus componentes também é muito prevalente, com destaque para a hipertensão arterial sistêmica (HAS).[1,14]

A dietoterapia visa reduzir o risco de DCV e DM tipo 2, manter os níveis glicêmicos controlados, manter a pressão arterial (PA) controlada, manter níveis adequados dos lipídeos séricos e reduzir peso corporal e da circunferência abdominal.[2,17,18]

189

Alimentação na síndrome metabólica

A adoção de um plano alimentar saudável é fundamental no tratamento da SM. Os fatores dietéticos podem exercer um papel fundamental tanto nos componentes individuais como na prevenção e controle da doença. Dados recentes associam a presença de SM ao menor consumo de grãos integrais, frutas e vegetais.[17,18]

A Sociedade Brasileira de Cardiologia apresenta recomendações específicas para SM:

- Fornecimento de um valor energético total compatível com a obtenção e/ou manutenção do peso corporal desejável.
- Fracionamento das refeições em cinco vezes ao dia, sendo três refeições principais e dois lanches ao longo do dia.
- Ingestão controlada de gorduras saturadas e colesterol.
- Consumo de fibras sob a forma de grãos integrais, frutas (sendo pelo menos 1 porção de frutas cítricas ao dia), hortaliças e leguminosas.[17]

A determinação do valor calórico total da dieta deve ser individualizada, como mostra o **Quadro 11.4**, e em grande parte dos pacientes o objetivo do tratamento é redução do peso corporal. Para obesos, é indicada dieta hipocalórica, porém não devem ser indicadas dietas com valores calóricos inferiores a 800 Kcal.[17]

Quadro 11.4. Recomendações nutricionais para pacientes com síndrome metabólica

	Valor diário	Alimentos recomendados	Orientação prática
IMC ≥ 25 kg/m²	800-1.500 kcal	Dieta balanceada com ênfase no consumo de alimentos pobres em gorduras; preferência por alimentos com baixo índice glicêmico e por carnes magras; aumento no consumo de vegetais.	Perder peso é a prioridade; 3 a 4 refeições diárias; alimentos preparados no vapor; forno ou grelha sem gordura adicional; consumir alimentos integrais e ricos em fibras e eliminar o álcool.
Carboidratos	50 a 60% do VET	Preferência por cereais integrais ricos em fibras e alimentos com baixo índice glicêmico.	Ingerir diariamente alimentos integrais e leguminosas. Preferir frutas inteiras aos sucos. Reduzir o consumo de doces e açúcares.
Proteínas	15% (0,8 a 1 g/kg/dia)	Carnes bovinas e suínas com cortes magros, peixes e frangos sem pele. Clara de ovo.	Preferência para grelhados, assados, cozidos no vapor ou ensopados.
Gorduras saturadas Ácidos graxos trans	< 30% VET < 7% VET < 1% VET	A maior parte de gordura da dieta deve ser insaturada; preferência por peixes (2 ou 3 vezes na semana) e aves; lácteos e derivados pobres em gorduras; óleos ricos em ácidos graxos poli-insaturados e monoinsaturados, como presente nas oleaginosas.	Consumir leite e queijos magros, carnes bovinas e suínas magras, dar preferência a peixe e frango; azeite ou óleos vegetais para cocção, evitar biscoitos e bolos industrializados e embutidos.

(Continua)

Quadro 11.4. Recomendações nutricionais para pacientes com síndrome metabólica (Continuação)

	Valor diário	Alimentos recomendados	Orientação prática
Colesterol total	15% do VET	Consumir carnes magras; O consumo de peixes deve ser incentivado; leite desnatado e queijo magro.	Ingerir leite ou derivados 2 a 3 vezes ao dia; carne magra 1 vez ao dia.
Sal	3 a 6 g ao dia	Temperos naturais são recomendados como substitutos de industrializados. *Vide opções de temperos e substitutos do sal nos capítulos de alimentação saudável e no Capítulo 12 – Doenças Crônicas II.*	Usar o mínimo de sal no preparo de alimentos; não usar o sal na mesa; evitar enlatados, defumados e embutidos.
Fibras totais	20 a 30 g	Hortaliças, leguminosas, grãos integrais e frutas.	Ingerir diariamente: alimentos integrais, feijão, frutas ricas em fibras solúveis (laranja, bergamota, mamão papaia, manga), vegetais ricos em fibras solúveis (brócolis, cenoura, couve-flor).
Álcool	1 dose para mulheres 2 doses para homens	Não existe recomendação do uso de álcool. Mas na presença de peso adequado, ausência de hipertrigliceridemia ou outra contraindicação médica, orientar sobre a dose máxima permitida.	Desencorajar o uso. Em casos específicos, dar preferência a bebidas não destiladas e não açucaradas. Exemplo: 1 dose = 355 mL de cerveja ou 120 mL de vinho.

Fonte: Adaptado Steemburgo (2007) e SBC (2005).

REFERÊNCIAS BIBLIOGRÁFICAS

1. Sociedade Brasileira de Cardiologia. II Diretrizes em cardiogeriatria da Sociedade Brasileira de Cardiologia. Arq Bras Cardiol. 2010; 95(3Supl.2): 1-112.

2. Silva MLN, Marucci MFN, Roediger MA. Tratado de nutrição em gerontologia. Barueri: Editora Manole. 2016

3. Sociedade Brasileira de Diabetes. Diretrizes da Sociedade Brasileira de Diabetes 2015 - 2016. Disponível em: <http://www.diabetes.org.br/profissionais/images/pdf/DIRETRIZES-SBD-2015-2016.pdf>.

4. American Diabetes Association: Standards of medical care in diabetes 2008.Diabetes Care. 2008; 31 (Suppl 1): 512-54.

5. Evert AB, Boucher JL, Cypress M, et al. Nutrition therapy recommedations for the management of adults with diabetes. Diabetes Care. 2014 jan; 37 (Supple 1): S120-S43.

6. Cartilha de adoçantes da Associação Brasileira da Industria de Alimentos para fins Especiais e Congêneres (ABIAD) com o apoio da Anvisa (Agência Nacional de Vigilância Sanitária). Disponível em: <http://www.abiad.org>.

7. Agência Nacional de Vigilância Sanitária – Dislipidemias - Disponível em: <www.portal.anvisa.gov.br>. Acessado em: 14/01/2018.

8. Sociedade Brasileira de Cardiologia. Atualização da Diretriz Brasileira de Dislipidemias e Prevenção da Aterosclerose. 2017. Arq Bras Cardiol 2017; 109(2Supl.1):1-76.

9. Sociedade Brasileira de Cardiologia. V Diretriz Brasileira de dislipidemias e prevenção da aterosclerose. Arq Bras Cardiol. 2013; 101(4Supl.1):1-22.

10. Novo A, Vaz J, Pereira A. Efeito de planos alimentares e de treino nos perfis glicémico e lipídico em idosos diabéticos tipo 2: Revisão Sistemática Barreira P. Revista Española de Nutrición Comunitária Spanish Journal of Community Nutrition. 2017 23 (supl 1).

11. Sociedade Brasileira de Cardiologia. I Diretriz Brasileira de Prevenção Cardiovascular. Arq Bras Cadiol. 2013; 101(6Supl.2):1-63.

12. Manso MEG, Galera PV. Perfil de um grupo de idosos participantes de um programa de prevenção de doenças crônicas. Estud. interdiscipl. envelhec. 2015, Porto Alegre, v. 20, n. 1, p. 57-71.

13. Miller M, Stone NJ, Ballantyne C, Bittner V, Criqui MH, Ginsberg HN, et al. Triglycerides and cardiovascular disease: a scientific statement from the American Heart Association. Circulation.2011;123(20):2292-333.

14. Fogal AS, Ribeiro AQ, Priore SE, Franceschini SCC. Prevalência de síndrome metabólica em idosos: uma revisão sistemática. Rev Assoc Bras Nutr. 2014;6(1):29-35.

15. Expert Panel on Detection, Evaluation and Treatment of High Blood Cholesterol in Adults. Executive summary of the Third Report of the National Cholesterol Education Program (NCEP) Expert Panel on Detection, Evaluation and Treatment of High Cholesterol. JAMA, v. 285, p. 2486-97, 2001.

16. Saad MAN, Cardoso GP, Martins WA, Velarde LGC, Filho RAC. Prevalência de síndrome metabólica em idosos e concordância entre quatro critérios diagnósticos. Arq Bras Cardiol. 2013. [acesso em 14 mai 18]. Disponível em: <http://www.arquivosonline.com.br>.

17. Sociedade Brasileira de Cardiologia. I Diretriz Brasileira de diagnóstico e tratamento de Síndrome metabólica. Arq Bras Cardiolog. 2005;84(supl 1): 1-27.

18. Steemburgo T, Dall Alba, V, Gross J, Azevedo MJ. Fatores dietéticos e Síndrome metabólica. Arq Bras Endocrinol Metab 2007;51/9:1425-33.

capítulo 12

Doenças Crônicas II

- Andrea Galdino Figueiredo
- Mariana Volante Gengo
- Cristiane Almeida Hanashiro

Hipertensão

Hipertensão arterial sistêmica (HAS) é caracterizada por elevação sustentada dos níveis pressóricos ≥ 140 e/ou 90 mmHg, e pode ser agravada com a presença de outros fatores de risco, como dislipidemia, obesidade abdominal, intolerância à glicose e *diabetes mellitus* (DM).[1,2]

Está presente em 65% da população idosa brasileira e o mecanismo se dá pelo enrijecimento da parede arterial dos grandes vasos com o avançar da idade. Os principais fatores de risco são: idade, gênero (homens até 50 anos e mulheres após essa idade), etnia, sobrepeso e obesidade, ingestão excessiva de sal, abuso de álcool, sedentarismo, fatores socioeconômicos e genéticos.[1-3]

Mudanças de estilo de vida são as medidas iniciais para o tratamento da hipertensão e estão exemplificadas no **Quadro 12.1**.

A dietoterapia tem como objetivo a manutenção ou recuperação do estado nutricional, manutenção do peso corporal dentro do IMC específico para idoso de acordo com OPAS 2001, entre 23 kg/m^2 e 28 kg/m^2, controle e redução dos níveis pressóricos e redução da morbimortalidade cardiovascular (**ver Quadro 12.2**) e renal.[2,3]

Quadro 12.1. Início de intervenções no estilo de vida

Abrangência (medida casual)	Recomendação	Nível de evidência
Todos os estágios de hipertensão e PA 135-139/85-89 mmHg	Ao diagnóstico	A
Hipertensos estágio 2 (160-179/100-109 mmHg) Hipertensos estágio 3 (> 180/> 110 mmHg)	Ao diagnóstico	A
Hipertensos estágio 1 (140-159/90-99 mmHg e alto risco cardiovascular)	Ao diagnóstico	B
Hipertensos idosos com idade até 79 anos	PAS > 140 mmHg	B
Hipertensos idosos com idade > 80 anos	PAS > 160 mmHg	B

Fonte: SBC (2016).

Quadro 12.2. Recomendações nutricionais para hipertensão

Nutrientes	Ingestão recomendada
Valor energético total (VET)	Considerar necessidades individuai
Carboidratos	50 a 60% VET
Fibras	20 a 30 g (5 a 10 g fibras solúveis)
Proteína	15% VET
Sódio	< 1.300 mg/dia para idosos 60 a 70 anos e < 1.200 mg/dia para maiores de 70 anos[2] Não realizar redução drástica, para evitar hipo-natremia ou diminuição considerável da ingestão alimentar devido sabor
Gordura total	25 a 35% VET < 7% de gordura saturada
Colesterol	< 200 mg de colesterol
Vitaminas e minerais	Adequada em potássio, magnésio e cálcio

Fonte: Adaptado de Silva (2016).

Medidas alimentares que estão relacionadas com a redução da PA

- Plano alimentar saudável. O recomendado é evitar dietas restritivas que podem levar a abandono do tratamento.

- Redução do consumo de sódio, uma vez que o consumo médio do brasileiro corresponde ao dobro do recomendado. O uso de temperos naturais, presentes no **Quadro 12.3**, bem como o sal de ervas, podem ser incentivados para agregar sabor às preparações.

- Introdução de ácidos graxos insaturados e monoinsaturados, como óleos de peixes, sementes, oleaginosas e azeite de oliva,

- Aumento do consumo de fibras, principalmente betaglucano, proveniente da aveia e cevada.

- Inclusão de laticínios com baixo teor de gordura, pois o leite contém cálcio, potássio e peptídeos bioativos que podem diminuir a PA.

- Diminuição consumo de álcool. Estima-se que o aumento de 10 g/dia de álcool eleve a PA em 1 mmHg.

- Adoção de dieta DASH (*Dietary Approaches to Stop Hypertension*), rica em frutas, hortaliças, grãos, carnes brancas, nozes, laticínios magros e com restrição de gorduras saturadas, carne vermelha e cereais refinados.[10] Estudos mostram que, além da redução da pressão, a adesão à dieta DASH está associada à redução de peso corporal, risco de doenças cardiovasculares (DCV), controle da glicemia e diminuição da inflamação crônica. Os benefícios são associados ao alto consumo de potássio, magnésio e cálcio nesse padrão nutricional – grau de recomendação I nível de evidência A (**Quadro 12.4**).

- Dietas similares à DASH também podem ser incentivadas, como a dieta do mediterrâneo e o padrão vegetariano.[1-4]

Quadro 12.3. Utilização de ervas e especiarias

	Arroz	Feijão	Molhos	Carne bovina	Aves	Peixe	Porco	Ovos	Hortaliças cozidas	Saladas	Massa	Pães e tortas
Açafrão	X				X	X			X			
Alecrim		X	X	X	X	X	X		X			X
Alho	X	X	X	X	X	X	X	X	X	X	X	X
Anis												X
Canela												X
Cebola	X	X	X	X	X	X	X	X	X	X		
Cebolinha	X	X	X	X	X	X	X	X	X	X		
Colorau			X					X	X			
Cominho	X		X	X				X	X			
Cravo da índia			X			X	X		X			X
Curry				X	X	X	X	X				
Estragão				X	X	X			X	X		
Folhas de louro		X	X	X	X	X			X			
Gengibre					X				X			X

(Continua)

Quadro 12.3. Utilização de ervas e especiarias (Continuação)

	Arroz	Feijão	Molhos	Carne bovina	Aves	Peixe	Porco	Ovos	Hortaliças cozidas	Saladas	Massa	Pães e tortas
Gergelim						X						X
Limão				X	X	X	X		X	X		X
Manjericão	X		X	X		X		X	X	X	X	X
Manjerona			X	X	X	X			X			
Mostarda seca	X		X	X	X	X	X	X	X	X		
Noz moscada			X			X			X			X
Orégano			X	X		X		X	X	X	X	X
Páprica			X	X	X	X		X	X	X	X	
Pimenta	X	X	X	X	X	X		X	X	X		
Pimentão			X					X	X	X		
Salsinha	X	X	X	X	X	X	X	X	X	X		
Sálvia	X	X	X	X	X	X	X		X			
Semente de papoula		X	X									X
Semente de mostarda			X		X	X	X	X	X	X		
Tomilho			X	X	X		X	X	X	X		

Quadro 12.4. Exemplo de cardápio qualitativo da dieta DASH

Refeição	Alimento
Desjejum	Leite desnatado com café
	Pão integral
	Geleia de frutas
	Melão
Lanche da manhã	Maçã
	Nozes
Almoço	Salada de tomate, rúcula e alface temperada com azeite extravirgem
	Arroz integral
	Feijão
	Frango sem pele assado
	Chuchu refogado
Lanche da tarde	Iogurte natural desnatado
	Morango
	Farelo de aveia
Jantar	Salada de agrião, repolho roxo e cenoura ralada temperada com azeite extravirgem
	Arroz integral
	Grão-de-bico
	Peixe assado
	Vagem refogada
Ceia	Chá de ervas
	Torrada integral
	Queijo minas frescal

Receitas para auxiliar no controle da hipertensão

Receita 12.1. Salada de grão-de-bico

Ingredientes
- 300 g de grão-de-bico
- 1 tomate grande picado em pedaços grandes, sem sementes

- 1 xícara (chá) de cheiro-verde picado
- 1 cebola pequena picada
- 3 colheres (sopa) de azeite
- 1 colher (sobremesa) de vinagre de maçã
- 2 colheres (sopa) de suco de limão
- 1 colher (chá) de manjericão fresco
- 1 colher (chá) de orégano fresco

Modo de preparo

Coloque o grão-de-bico na água e deixe de molho durante um dia. Escorra, coloque em uma panela, cubra com água e cozinhe por 1 hora ou até que esteja macio, porém firme.

Escorra e deixe esfriar. Misture todos os ingredientes e arrume em uma saladeira. Deixe marinar na geladeira por 4 horas antes de servir.

Receita 12.2. Receita de sal de ervas

Ingredientes
- 1 xícara de chá de sal
- 1 xícara de chá de orégano desidratado
- 1 xícara de chá de alecrim desidratado
- 1 xícara de chá de estragão

Modo de preparo

Misturar todos os ingredientes no liquidificador ou no processador de alimentos e triturar tudo. Guardar a mistura em um recipiente fechado, em local fresco e seco.

Doença Renal Crônica (DRC)

Com o passar dos anos, os rins sofrem graduais alterações, como redução dos tamanhos e pesos, diminuição do fluxo sanguíneo, taxa de filtração glomerular (TFG) e função tubular,[3,5] o que torna os rins dos idosos mais susceptíveis à perda da função renal, principalmente quando secundária à DM ou HAS.[3,5]

A DRC é uma síndrome clínica decorrente da perda lenta, progressiva e irreversível da função renal.[3,5-6] De acordo com a Sociedade Brasileira de Nefrologia, pode ser classificada em seis estágios. A fase não-dialítica compreende os estágios 2 a 5, com TFG entre 90 e 15 mL/min/1,73 m², associada à presença de lesão renal (proteinúria),[3,5] o tratamento consiste em terapia medicamentosa, alterações dietéticas e restrição hídrica, na tentativa de desacelerar a progressão da IRC.[3,5-6] Quando a disfunção renal atinge níveis terminais (TFG < 15 mL/min/1,73 m²), a terapia de substituição renal (TSR), como hemodiálise ou diálise peritoneal, é indicada para eliminar resíduos e regular a homeostase do organismo.[5,6]

Avaliação nutricional

Em idosos, a presença da DRC associada à perda progressiva da musculatura (sarcopenia) está relacionado com a síndrome de fragilidade (presença de 3 dos 5 sintomas: exaustão, fraqueza, lentidão de marcha, baixa atividade física e perda de peso não intencional), implicando na qualidade de vida do indivíduo.[5-7]

Na fase avançada da DRC, a principal causa é a diminuição do apetite.[3,4] A baixa ingestão associada à redução da eficácia proteica tornam a desnutrição um processo crônico e progressivo nessa população. Durante o tratamento dialítico, o tempo em TSR, acúmulo de metabólitos e perdas de nutrientes durante sessões dialíticas são os principais agravantes.[5-7]

As ferramentas disponíveis para a determinação do estado nutricional do paciente renal são um desafio na prática clínica, já que esses pacientes sofrem grandes alterações no estado de hidratação. O apetite e a ingestão alimentar são dados importantes para serem analisados.[5-7] A avaliação subjetiva global (ASG) tem sido empregada para identificar desnutrição em pacientes com DRC e, apesar de não ser uma ferramenta validada para a população idosa, para esses pacientes apresenta bom poder de prognóstico. Atualmente, são validadas a ASG modificada de sete pontos e o Escore de Desnutrição-Inflamação (Malnutrition-Inflammation Score – MIS) para pacientes em hemodiálise crônica.[6-10]

As medidas antropométricas devem ser realizadas periodicamente, mas devem ser analisadas com cautela. Nos pacientes não-dialíticos, destacam-se alterações corporais devido a distúrbios do balanço hídrico e, nos dialíticos, os valores antropométricos devem ser utilizados como controle deles mesmos, uma vez que não existem valores de referência para essa população. Além disso, é essencial que a avaliação seja realizada logo após as sessões de diálise (peso seco).[5-8] Também são recomendados o uso da dinamometria e da bioimpedância elétrica (BIA) como ferramentas para avalição nutricional e, no caso dessa última, para avaliação de peso seco.[6,8,11]

Com relação aos exames laboratoriais, os principais marcadores de função renal são ureia e creatinina, porém em pacientes idosos, devido à perda gradual de massa muscular, a creatinina não é considerada um bom parâmetro e a ureia pode estar reduzida devido à baixa ingestão de proteínas. Com o avançar da idade, pode haver declínio da TFG, mascarando os valores nessa população e, portanto, esses dados devem ser interpretados com cuidado.[6,8,11]

A terapia nutricional tem como objetivos:

- Manter ou recuperar o estado nutricional.
- Garantir a oferta calórica, proteica e de micronutrientes.
- Acompanhar as alterações de peso.
- Contribuir para prevenção de complicações: síndrome uremia, alterações de sódio, potássio, cálcio e fósforo.
- Obter balanço nitrogenado negativo e prevenir a progressão da doença.[5,6,8]

Terapia nutricional na DRC

As recomendações nutricionais variam de acordo com estágios da doença e tratamento utilizado, e estão esquematizadas no **Quadro 12.5**.

Quadro 12.5. Recomendações nutricionais para idosos com DRC

Calorias	**Tratamento conservador e dialítico** • Manutenção do estado nutricional: 30 Kcal/kg/dia (peso atual ou ideal ou seco) • Recuperação do Estado nutricional: > 35 Kcal/kg/dia (peso atual ou ideal ou seco)
Proteínas	**Tratamento conservador (a partir estágio 3 – TFG < 60 mL/min)** 0,6 a 0,8 g/kg/dia (peso atual) – sendo 50% de PAVB* **Tratamento com cetoácidos ou aminoácidos essenciais** 0,3 g/kg/dia (peso atual ou ideal) **DRC agudizada** 1,2 a 1,3 g/kg/dia (peso atual) **Tratamento dialítico** 1,2 a 1,4 g/kg/dia (peso seco) – sendo 50% de PAVB* **Diabéticos:** 1,2 a 1,5 g/kg/dia (peso seco)
Micronutrientes	**Tratamento conservador** • **Sódio:** restringir ingestão inferior à 2 g/dia (5 g de sal), se paciente for hipertenso e/ou a DRC progressiva. É incentivado o uso de ervas aromáticas e especiarias para potencializar o sabor dos alimentos e não diminuir a ingestão alimentar • **Potássio:** 1.000 a 3.000 mg/dia, quando valor de potássio sérico for > 5,5 mEq/L O processo de cozimento em água das hortaliças, legumes e frutas promove a perda aproximada de 50% do potássio: os alimentos devem ser cozidos duas vezes, estar descascados e a água de cada cozimento ser descartada.

(Continua)

Quadro 12.5. Recomendações nutricionais para idosos com DRC (Continuação)

Micronutrientes	**Tratamento conservador** (continuação) Não é necessário, porém, consumir somente alimentos cozidos. Frutas, legumes e hortaliças podem ser ingeridos crus, em quantidades adequadas, conforme orientação do nutricionista ou médico. As **Tabelas 12.1** e **12.2** classificam os alimentos conforme seu teor de potássio. • **Fósforo:** restrição de 800 a 1.000 mg/dia. Vide os alimentos fontes de fósforo e exemplo de substituição de alimentos nos **Quadros 12.6** e **12.7** • **Cálcio:** 1.400 a 1.600 mg/dia (pode ser necessário suplementação) **Tratamento dialítico** • **Sódio:** a ingestão deve ser individualizada. Na presença de edema e hipertensão, deve ser restrito a 2 g/dia (5 g de sal) • **Potássio:** o tratamento deve ser individualizado, de acordo com exames bioquímicos periódicos • **Fósforo:** restrição de 800 a 1.000 mg/dia, quando fósforo sérico estiver > 5,4 mg/dL • **Cálcio:** inferior à 1 000 mg/dia **Observação:** Caso haja necessidade de restrição de sódio, potássio ou fósforo, seguir as mesmas recomendações descritas para o tratamento conservador.
Líquidos	**Tratamento conservador:** a ingestão deve ser ajustada à presença de edema **Tratamento dialítico:** ingestão diária individualizada. É recomendado 500 mL, somados ao volume urinário residual **Observação:** A restrição de sódio ajuda a prevenir a retenção de líquidos. Quando a ingestão de sódio (sal) é bem controlada, o mecanismo de sede regula o balanço de água ingerida de forma mais efetiva.

* PAVB: proteínas de alto valor biológico.

Fonte: Adaptado Diten (2011), Cuppari e Kamimura (2009) e Silva, Marucci, Roediger MA (2014).

MANUAL PRÁTICO DE ASSISTÊNCIA NUTRICIONAL AO PACIENTE GERIÁTRICO

Tabela 12.1. Alimentos com pequena e média quantidade de potássio

Frutas	Hortaliças
01 laranja-lima	05 folhas de alface
01 banana-maçã média	02 pires de chá de agrião
01 maçã	½ pepino pequeno
01 pires de chá de jabuticaba	01 pires de chá de repolho
01 fatia média de abacaxi	03 rabanetes médios
10 morangos pequenos	01 pimentão médio
01 fatia média de melancia	½ cenoura média
½ manga média	01 pires de chá de escarola crua
01 pera média	01 pires de chá de berinjela
01 ameixa fresca média	½ espiga de milho cozida
01 limão	
10 unidades de acerola	
20 unidades de pitanga	
01 unidade pequena de caju ou de caqui	
01 unidade média de pêssego ou figo	

Fonte: Adaptada de USA – Human Nutrition Information Service Department of Agriculture, 1986 e Riella e Martins, 2001.

Tabela 12.2. Alimentos com elevada quantidade de potássio

Frutas		Hortaliças e leguminosas		Outros alimentos
Banana nanica	Mamão	Acelga crua	Espinafre	Água de coco
Banana-prata	Açaí	Couve crua	Abóbora	Caldo de cana
Laranja-pera	Jaca	Beterraba crua	Abobrinha	Frutas secas
Kiwi	Nectarina	Brócolis	Tomate	Tomate seco
Abacate	Uva	Batata-doce	Feijão	Chocolate
Fruta do conde	Damasco	Mandioquinha	Lentilha	Café solúvel
Mexerica	Goiaba	Ervilha	Grão-de-bico	Produtos integrais
Graviola	Melão	Batata	Soja	Oleaginosas (castanhas, nozes, amendoim, avelãs)

Fonte: Adaptada de USA – Human Nutrition Information Service Department of Agriculture, 1986 e Riella e Martins, 2001.

Quadro 12.6. Alimentos fontes de fósforo

Essenciais na alimentação	• Carnes em geral (bovina, suína, peixes e aves): não devem ser retirados da dieta
Consumir com moderação	• Leite e derivados: queijos, iogurtes etc. • Gema de ovo • Leguminosas (ervilha, lentilha, grão-de-bico e soja)
Evitar	• Frutos do mar (camarão, lagosta, mexilhão etc.) • Embutidos, vísceras e carnes processadas (moela, fígado, coração, salsicha, linguiça, salame, hambúrguer etc.) • Alguns tipos de peixe (atum, sardinha, bacalhau e salmão) • Oleaginosas (castanhas, nozes, amêndoas, avelãs etc.) • Cereais e produtos integrais • Bebidas à base de cola e cervejas • Chocolates • Produtos industrializados (possuem conservantes com alto teor de fósforo)

Fonte: Adaptado de Sociedade Brasileira de Nefrologia, 2018.

Quadro 12.7. Exemplo de substituições de alimentos fontes de fósforo

Alimentos ricos em fósforo	Quantidade fósforo (mg)	Alimentos pobres em fósforo	Quantidade fósforo (mg)
2 fatias de queijo muçarela (40 g)	205	2 fatias de tofu (40g)	52
1 concha de feijão (100 g)	385	1 concha de vegetais variados (cenoura, batata, vagem)	50
1 ovo (gema e clara)	90	2 claras	8
1 porção de lasanha	253	1 prato de macarrão com molho de tomate	83
½ copo de sorvete cremoso	80	1 picolé de frutas	14
1 porção de amendoim	258	1 porção de cereal matinal (não integral)	30
1 lata de refrigerante à base de cola	43	1 lata de refrigerante à base de guaraná ou laranja	3
1 barra de chocolate	212	1 fatia da goiabada	5

Fonte: Adaptado de Fundação pró-renal, 2005.

Carambola: o consumo da fruta e de seus derivados (sucos, doces e chás) deve ser evitados nos pacientes com DRC em todos os estágios, pois contém uma neurotoxina depurada pelos rins, que tende a se acumular nos pacientes com lesão renal e causar a morte.[6]

Exemplos de cardápios qualitativos para doença renal (Quadro 12.8 a 12.10)

Quadro 12.8. Exemplo de cardápio qualitativo de dieta hipoproteica e hipossódica (tratamento conservador)

Refeição	Alimento
Desjejum	• Café com leite • Pão sem sal • Margarina sem sal • Geleia • Banana-prata
Almoço	• Salada: alface e tomate temperado com azeite, alho, cebola e manjericão • Arroz branco • Frango grelhado (80 a 100 g) • Cenoura e chuchu refogados • Laranja
Lanche da tarde	• Suco de limão • Torrada sem sal • Geleia
Jantar	• Salada cozida de abobrinha e berinjela, temperada com azeite e hortelã • Arroz branco • Iscas de carne grelhadas (80 a 100 g) • Repolho refogado • Sagu com calda de maçã
Ceia	• Chá de ervas • Biscoito de água • Mel

* Considerar necessidades individualizadas de potássio e fósforo.

▶ 208

DOENÇAS CRÔNICAS II

Quadro 12.9. Exemplo de cardápio qualitativo de dieta hipossódica e hiperproteica (tratamento dialítico)

Refeição	Alimento
Desjejum	• Café com leite • Pão sem sal • Margarina sem sal • Melão
Almoço	• Salada: alface e tomate temperado com azeite, alho, cebola e manjericão • Arroz branco • Feijão • Frango grelhado (150 a 180 g) • Cenoura e chuchu refogados • Laranja
Lanche da tarde	• Suco de limão • Torrada sem sal • Geleia
Jantar	• Salada cozida de abobrinha e berinjela, temperada com azeite e hortelã • Arroz branco • Feijão • Iscas de carne grelhadas (150 a 180 g) • Repolho refogado • Sagu com calda de maçã
Ceia	• Chá de ervas • Biscoito de água • Mel

* Considerar necessidades individualizadas de potássio e fósforo.

Quadro 12.10. Exemplo de cardápio qualitativo de dieta pobre em potássio e fósforo

Refeição	Alimento
Desjejum	• Café com leite • Pão sem sal • Margarina sem sal • Laranja-lima
Almoço	• Carne de panela • Cenoura e chuchu refogados* • Escarola refogada* • Arroz branco • Banana cozida com canela*
Lanche da tarde	• Suco de limão • Torrada sem sal • Margarina sem sal
Jantar	• Panqueca de frango • Berinjela cozida* • Repolho refogado* • Sagu com calda de maçã
Ceia	• Chá de ervas • Biscoito de água • Mel

* Cozinhar duas vezes e desprezar a água de cocção.

Suplementação e TNE na DRC

Quando existe déficit de ingestão alimentar associado à piora do estado nutricional, é indicado o uso de suplementos orais padrão ou específicos como forma de otimizar a oferta de energia e nutrientes. Quando há necessidade de oferta maior de energia ou por tempo prolongado, existem fórmulas específicas para pacientes renais – hipercalóricas, com quantidade de proteínas individualizadas de acordo com a fase do tratamento, além de baixo teor de sódio, potássio e fósforo. A terapia nutricional complementar via sonda pode ser considerada para pacientes hipercatabólicos ou quando houver impedimento para a alimentação oral.[6,8,11]

Na terapia dialítica, os estudos defendem o uso de suplemento oral após as sessões de hemodiálise (3 x/semana). Se não apresentar resultados satisfatórios e o trato gastrintestinal estiver íntegro, a dieta via sonda pode ser indicada, porém deve ser avaliado o risco de comprometimento da membrana peritoneal. A nutrição parenteral intradialítica também pode ser indicada por render bons resultados nessa população, uma vez que se aproveita a via de acesso da HD (fístula arteriovenosa) com o auxílio de uma infusão (inserção de agulha). Nesses pacientes, as fórmulas hipercalóricas e hiperproteicas, com baixas quantidades de potássio e fósforo, beneficiam os pacientes.[6,8,11]

REFERÊNCIAS BIBLIOGRÁFICAS

1. Sociedade Brasileira de Cardiologia. 7ª Diretriz Brasileira de Hipertensão Arterial. Arq Bras Cardiolog 2016;107(3supl 3): 1-83.
2. Sociedade Brasileira de Cardiologia. II Diretrizes em Cardiogeriatria da Sociedade Brasileira de Cardiologia. Arq Bras Cardiol. 2010; 95(3Supl.2): 1-112.
3. Silva MLN, Marucci MFN, Roediger MA. Tratado de nutrição em gerontologia. Barueri: Editora Manole, 2016.
4. Sacks FM, Syetkey LP, Vollmer WM, Appel LJ, Bray GA, Harsha D, et al. Effects on blood pressure of reduced dietary sodium and the Dietary Approaches to Stop Hypertension (DASH) diet. DASH-Sodium Collaborative Research Group. N Engl J Med. 2001;344(1): 3-10.
5. Keirzstein GM, Filho NS, Draibe AS, Netto MVP, Thome FS, Souza E, et al. Diretrizes para avaliação e manuseio da doença renal crônica na pratica clínica. J Bras Nefrol 2014, 36(1):63-73.
6. Sociedade Brasileira de Nutrição Parenteral e Enteral. Associação Brasileira de Nutrologia. Terapia nutricional no paciente grave. Projeto Diretrizes da Associação Médica Brasileira e Conselho Federal de Medicina 2011. Disponível em: <www.projetodiretrizes.org.br/terapia_nutri_paciente_grave. pdf>.
7. Meira AS, Batista MA, Pereira RMP, Rodrigues RSP, Fhom JRS, Kusumota L. Fragilidade em idosos com DRC em tratamento conservador. Rev Rene 2016; 17(3): 386-92.
8. Cuppari L, Kamimura MA. Avaliação nutricional na DRC: desafios na prática clínica. J Bras Nefrol 2009: (31) (Suppl 1): 28-35.
9. Steiber A, Leon JB, Secker D, McCarth M, McCann L, Serra M, et al. Multcenter study of the validity and reliability of subjective global assessment in th hemodialysis population. J Ren Nutr 2007; 17(1): 336-342.

10. Kalantar-Zadeh K, Kopple JD, Block G, Humphreys MH. A malnutrition-inflammation score is correlated with morbidity and mortality in maintenance hemodialysis patients. Am J Kidney Dis 2001;38: 1251-63.

11. Lincon PR, Sampaio EJ, Gusmao-Sena MHLI, Ferreira AJF, Amaral MTR. AF e marcadores tradicionais do estado nutricional em pacientes renais crônicos antes e após diálise. Nutr clin diet hosp. 2017; 37(2): 125-131.

12. United States of America (USA) – Human Nutrition Information Service Department of Agriculture. Composition of foods. Raw, processed, prepared foods. Agriculture Handbook nº08 series 1-16. Revised 1976-1986.

13. Riella MC, Martins, C. Nutrição e o Rim. Rio de Janeiro: Guanabara Koogan, 2001.

14. Sociedade Brasileira de Nefrologia. Nutrição. [acesso em 26 mai 2018]. Disponível em: <https://sbn.org.br/publico/nutricao/>.

15. Fundação Pró-Renal e Clínica de Doenças Renais. Lista de substituição de alimentos para a dieta de pessoas com doença renal: padronização de grupos alimentares e tamanho de porções. Curitiba: Fundação Pró-Renal; 2005.

capítulo 13

Principais Lesões de Pele no Paciente Geriátrico

- Julieta Regina Moraes
- Amanda Cristina Maria Aparecida Gonçalves Brandão

A pele, como qualquer outro órgão do corpo humano, com o passar do tempo sofre perda progressiva das características estruturais e funcionais normais.[1,2]

O envelhecimento cutâneo pode ser expresso por sinais clássicos, como redução do teor de umidade, diminuição da elasticidade, aparecimento de linha de expressão, rugas, flacidez, afinamento, fragilidade, acúmulo de neoplasias benignas e aumento do risco de neoplasias malignas. Essas alterações cutâneas levam os idosos a terem uma pele frágil, podendo ser acometidos facilmente por lesões, doenças dermatológicas e infecções oportunistas.[2]

Dentre as lesões de pele encontradas no envelhecimento, as principais são: dermatite associada à incontinência, lesão por pressão e lesão por fricção.

Dermatite Associada à Incontinência (DAI)

Os danos cutâneos podem ser originados por diversas causas. A umidade tem ficado evidente na literatura como um fator que provoca inflamação crônica, podendo até expor a camada mais interna da pele. Pode ser causada pela exposição prolongada a fontes de umidade, como urina ou fezes, suor, exsudato da ferida, muco ou saliva.[3] A exposição à umidade na superfície da pele resulta na maceração, irritação química e física, aumentando assim a permeabilidade da pele, comprometendo sua função como barreira[4] (**Figuras 13.1** e **13.2**).

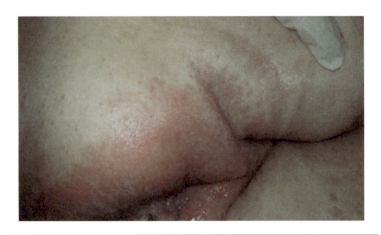

FIGURA 13.1. Dermatite associada à incontinência em um idoso, com o estrato córneo comprometido, presença de eritema, pápulas e lesões satélites, sugestivo de invasão fúngica causada por baixa frequência de higienização e medidas de prevenção fragilizada.

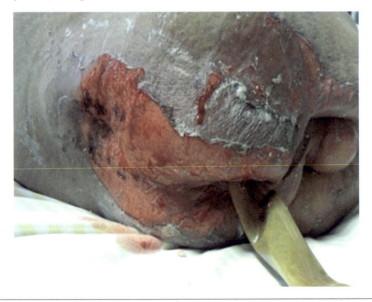

FIGURA 13.2. Dermatite associada à incontinência em um paciente hepatopata, com o estrato córneo comprometido, presença de desnudação, causada pela estimulação do funcionamento intestinal para controle da encefalopatia. Difícil controle das fezes líquidas, indicado dispositivo de contenção fecal.

Os idosos são os indivíduos mais afetados pela DAI, por apresentarem um declínio da substituição celular da pele e por terem mais incontinência (fecal e urinária).[5,4,7]

A terapia nutricional (TN) deverá ser direcionada e individualizada para as situações identificadas na prática clínica, seja dos pacientes incontinentes ou daqueles em uso de dispositivos de contenção da incontinência. O manejo da TN, nessas situações identificadas, é fundamental. A atuação do nutricionista na equipe interdisciplinar permitirá a indicação de dietas obstipantes ou dietas laxativas, ajustadas ao plano terapêutico dedicado a cada paciente, seja na vigência da obstipação, diarreia ou uso de sondas retais. Sugere-se a implantação e seguimento de protocolo de diarreia e protocolo de obstipação nessa população (vide receitas para o manejo da diarreia no capítulo de cuidados paliativos e para manejo da obstipação no capítulo de alimentação saudável).

Lesão por Fricção

A fragilidade cutânea dos idosos pode levar ao surgimento de uma lesão por fricção, por meio de um pequeno trauma. A prevenção deve constituir o foco do profissional da saúde no cuidado dos indivíduos com a pele frágil.[8,9]

A lesão por fricção pode ser definida como um tipo de ferida traumática, que ocorre principalmente nas extremidades de idosos, resultante de fricção ou de uma combinação de fricção e cisalhamento, levando à separação da epiderme da derme (ferida de espessura parcial) ou separando totalmente a epiderme e a derme das estruturas subjacentes (ferida de espessura total).[10,11]

Estudos desenvolvidos em casa de longa permanência apontam uma prevalência com variação de 10% a 54%.[12-14]

O desenvolvimento da lesão por fricção está associado a fatores intrínsecos e extrínsecos. Os intrínsecos são:[9] extremos de idade (recém-nascido e muito idoso), sexo feminino, raça caucasiana, imobilidade, ingestão nutricional inadequada, história prévia de lesão por fricção, percepção sensorial alterada, comprometimento cognitivo, neuropatia, rigidez de membros, presença de equimose, problemas vasculares/cardíacos/pulmonares, deficiência visual e incontinência/continência.

A idade impacta não só na cicatrização do indivíduo, como também o torna mais susceptível ao desenvolvimento da lesão. Com o avançar da idade, há redução da espessura da pele, além da diminuição da umidade cutânea, da elasticidade e da resistência às forças de fricção e cisalhamento, tornando o indivíduo mais vulnerável ao trauma.[9,11]

Os fatores extrínsecos também desempenham um papel importante no desenvolvimento de lesão por fricção. Entre eles, temos:[11] uso prolongado de corticoide, polifarmácia, coleta de sangue, dependência para as atividades de vida diária, uso de órteses, remoção de fitas adesivas ou curativos, transferências e quedas, produtos para limpeza da pele, uso inadequado de barreiras protetoras de pele, colocação e remoção de roupas.

A lesão por fricção tem tamanho variável, com forma irregular e é imprevisível. Pode acometer qualquer área do corpo, no entanto é mais comum em membros superiores ou inferiores. Atinge comumente os braços em pessoas acamadas, e as pernas nos que deambulam[16] (**Figuras 13.3 e 13.4**).

Diante da lacuna de conhecimento sobre esse tipo de lesão, tão frequente em idosos, as medidas preventivas são baseadas em opiniões de especialistas e consensos. Essas estratégias podem ser divididas em cinco subgrupos:[8,9]

1. **Identificação dos fatores associados ao risco:** avaliar regularmente a pele dos indivíduos com história de lesão por fricção prévia. Identificar indivíduos em risco para lesão por fricção.[9]

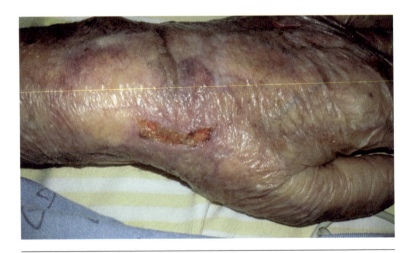

FIGURA 13.3. Lesão por fricção em um idoso em punho esquerdo, categoria 3 segundo a escala STAR. Ausência de retalho de pele.

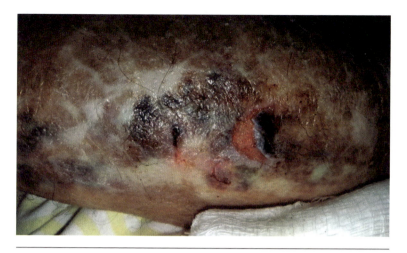

FIGURA 13.4. Lesão por fricção em um idoso em antebraço direito, categoria 2A segundo a escala STAR. Presença de retalho cutâneo escurecido, que pode ser reposicionado por completo no leito da ferida.

2. **Cuidados com a pele:** hidratar a pele. Manter unhas aparadas e lixadas. Evitar uso de fitas adesivas ou curativos adesivos. Mobilizar o indivíduo em risco com técnicas preconizadas.[9]
3. **Promoção de nutrição e hidratação adequadas:** garantir suporte nutricional adequado, de acordo com as necessidades do indivíduo. Estimular a ingestão hídrica.[9]
4. **Promoção de um ambiente seguro:** utilizar calçados com solado antiderrapante. Manter iluminação adequada no ambiente. Manter a passagem livre, evitando o uso de tapetes.[9]
5. **Educação:** envolver os profissionais de saúde, familiares, cuidadores e indivíduos em risco para desenvolver lesão por fricção no processo de prevenção.[9]

Diante do aumento da população idosa mundial, é importante atentar-se para a adoção de protocolo assistencial para prevenção da lesão por fricção.[9]

Lesão por Pressão

A manutenção da integridade da pele dos pacientes acamados é um grande desafio para as equipes de saúde e familiares, devido ao custo financeiro. A lesão por pressão, como indicador de qualidade, é considerada um evento adverso, impactando física e emocionalmente o paciente, pois pode causar dor, sofrimento e desconforto.[17,18]

O conselho consultivo norte americano declarou em 2016 a mudança da terminologia úlcera por pressão para lesão por pressão e atualização da nomenclatura dos estágios do sistema de classificação. A NPUAP acredita que a expressão lesão por pressão descreve de maneira mais precisa as lesões tanto com pele intacta como as lesões com perda tecidual.[19]

De acordo com a atualização anunciada em abril de 2016 pela NPUAP, as lesões por pressão foram definidas como "dano localizado na pele e/ou tecidos moles subjacentes, geralmente sobre uma proeminência óssea ou relacionada ao uso de dispositivo médico ou a outro artefato. A lesão pode se apresentar em pele íntegra ou como úlcera aberta e pode ser dolorosa. A lesão ocorre como resultado da pressão intensa e/ou prolongada, em combinação com o cisalhamento. A tolerância do tecido mole à pressão e ao cisalhamento pode também ser afetada pelo microclima, nutrição, perfusão, comorbidades e pela sua condição".[19]

O número de pacientes acometidos pela lesão por pressão no Brasil é desconhecido, visto que o número de casos ainda é subnotificado, impactando na taxa de ocorrências. Estima-se que milhões de pacientes são acometidos pela lesão e levados, muitas vezes, à morte. Diante desse contexto, a Organização Mundial da Saúde (OMS) reconhece a segurança do paciente com alta prioridade e definiu programas para uma assistência mais segura.[20]

Os fatores responsáveis pelo desenvolvimento da lesão por pressão, reduzindo a tolerância da pele a pressão, podem ser divididos em dois grupos:[21]

- **Fatores intrínsecos:** encontra-se qualquer fator fisiológico, como desnutrição, envelhecimento e baixa pressão arteriolar, que afeta negativamente a integridade da estrutura de suporte da pele.
- **Fatores extrínsecos:** há exposição da pele a fricção, cisalhamento e umidade.

As lesões por pressão são estadiadas de acordo com a profundidade de perda ou dano tecidual. O sistema de classificação atualizado inclui as definições a seguir.[22]

▶ **218**

PRINCIPAIS LESÕES DE PELE NO PACIENTE GERIÁTRICO

Lesão por pressão estágio 1 (Figura 13.5)

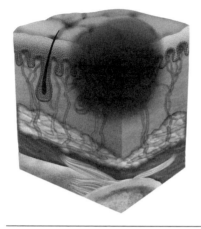

- Pele íntegra.
- Área localizada de eritema que não embranquece com a digitocompressão.

FIGURA 13.5. Lesão por pressão estágio 1.
Fonte: Consenso NPUAP 2016.

Lesão por pressão estágio 2 (Figura 13.6)

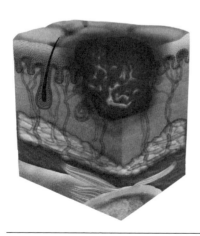

- Perda parcial da espessura da pele, com exposição da derme.
- Leito da ferida viável (rosa ou vermelho).
- Pode apresentar-se como bolha intacta (exsudato seroso) ou rompida.

FIGURA 13.6. Lesão por pressão estágio 2.
Fonte: Consenso NPUAP 2016.

Lesão por pressão estágio 3 (Figura 13.7)

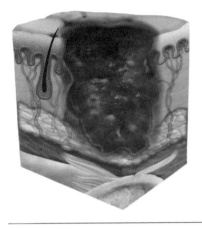

- Gordura é visível.
- Presença de tecido de granulação e epíbole (bordas enroladas).
- Esfacelo e escara podem estar visíveis.
- Podem ocorrer descolamento e túneis.
- Não há exposição de fáscia, tendão, ligamento, cartilagem e/ou osso

FIGURA 13.7. Lesão por pressão estágio 3.
Fonte: Consenso NPUAP 2016.

Lesão por pressão estágio 4 (Figura 13.8)

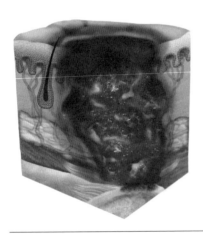

- Exposição ou palpação da fáscia, músculo, tendão, ligamento, cartilagem ou osso.
- Esfacelo e/ou escara podem estar visíveis.

FIGURA 13.8. Lesão por pressão estágio 4.
Fonte: Consenso NPUAP 2016.

PRINCIPAIS LESÕES DE PELE NO PACIENTE GERIÁTRICO

Lesão por pressão não classificável (Figura 13.9)

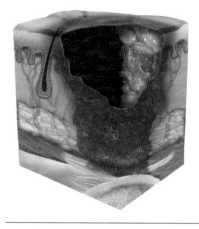

- Perda da pele em sua espessura total e perda tissular não visível.
- Ao ser removido o esfacelo/escara, lesão por pressão estágio 3 ou 4 ficará aparente.

FIGURA 13.9. Lesão por pressão não classificável.
Fonte: Consenso NPUAP 2016.

Lesão por pressão tissular profunda (Figura 13.10)

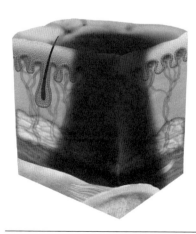

- Pele intacta ou não.
- Área localizada e persistente de descoloração vermelha escura, marrom ou púrpura, que não embranquece.
- Bolha com exsudato sanguinolento.

FIGURA 13.10. Lesão por pressão tissular profunda.
Fonte: Consenso NPUAP 2016.

Lesão por pressão relacionada com dispositivo médico (Figura 13.11)

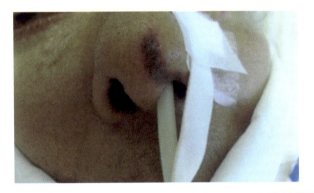

FIGURA 13.11. Lesão por pressão relacionada com dispositivo médico.
- Resulta do uso de dispositivos criados e aplicados para fins diagnósticos e terapêuticos.
- Apresenta o padrão ou forma do dispositivo.

Lesão por pressão em membrana mucosa (Figura 13.12)

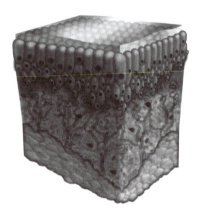

- Encontrada quando há histórico de uso de dispositivos médicos no local do dano.
- Devido à anatomia do tecido, essas lesões não podem ser categorizadas.

FIGURA 13.12. Lesão por pressão em membrana mucosa.
Fonte: Consenso NPUAP 2016.

O protocolo de prevenção de lesão por pressão, que tem por objetivo promover a prevenção da ocorrência da LP e outras lesões de pele, é divido em seis etapas estratégicas essenciais:[23]

- **Etapa 1:** avaliação da lesão por pressão na admissão.
- **Etapa 2:** reavaliação diária de risco de desenvolvimento de LP.
- **Etapa 3:** inspeção diária da pele.
- **Etapa 4:** manejo da umidade (manutenção do paciente seco e com a pele hidratada).
- **Etapa 5:** otimização da nutrição e hidratação.
- **Etapa 6:** minimizar a pressão.

Terapia Nutricional

A desnutrição é um importante fator de risco para o desenvolvimento da LP, pois ela diminui a tolerância dos tecidos à pressão. O déficit proteico acarreta redução da proliferação de fibroblastos, diminuição na síntese de colágeno e da angiogênese e, consequentemente, menor capacidade de remodelação. A alteração do estado nutricional impossibilita o organismo de crescer, manter-se ou regenerar-se, contribuindo para o desenvolvimento de LP.[24]

Dessa maneira, a TN é relevante tanto na prevenção como no tratamento das LP e tem importante impacto. Prevenir as LP depende de habilidade clínica de avaliar o risco e, assim, programar as condutas preventivas envolvendo a equipe interdisciplinar.[25]

Intervenção nutricional em pacientes com risco de desenvolvimento e/ou presença de LP

Os pacientes desnutridos ou em risco de desnutrição, que estejam acamados ou imobilizados no leito, possuem maior risco para desenvolvimento de LP e, por isso, devem ser avaliados e monitorados constantemente.[25]

O foco da avaliação nutricional deve recair sobre a análise do consumo de energia, a alteração de peso, velocidade de perda de peso e o impacto do estresse psicológico ou de problemas neuropsicológicos.[25]

O nutricionista, juntamente com a equipe multidisciplinar, deve elaborar e documentar um plano individualizado de intervenção nutricional com base nas necessidades nutricionais, na via de alimentação e nos objetivos de cuidados do indivíduo.[25]

Se a aceitação alimentar for inadequada de modo persistente, deve-se considerar a intervenção nutricional com suplementação oral, via enteral e/ ou parenteral.[26]

Necessidades calóricas

A cicatrização consome energia, e o fornecimento adequado de calorias é importante para que o organismo não utilize proteínas no processo de cicatrização.[27]

A adequada ingestão energética é fundamental para o metabolismo e anabolismo celular, formação de colágeno, retenção de nitrogênio e angiogênese. Deve-se fornecer uma ingestão calórica individualizada, com base na condição clínica.[25]

O National Pressure Ulcer Advisory Panel (NPUAP) recomenda de 30 a 35 Kcal/kg/dia, individualizado de acordo com a quantidade e severidade da LP, estágio do processo de cicatrização, além do estado nutricional. Os adultos que estiverem abaixo do peso ou que sofram perdas significativas de peso de maneira não intencional, podem necessitar de uma ingestão energética adicional.[19]

A perda de peso pode ser controlada através de intervenções dietéticas, que visam o aconselhamento nutricional com o intuito de promover o aumento da ingestão alimentar. Considerar a adequação calórica e proteica das refeições, de acordo com o tratamento proposto e quando necessário realizar a prescrição de suplementos nutricionais (**Figura 13.13**).

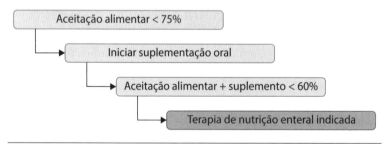

FIGURA 13.13. Fluxograma para indicação de terapia nutricional oral e enteral.

Necessidades proteicas

Avaliar a oferta proteica e adequá-la de acordo com a idade, patologia, presença de complicações e estado nutricional. Nos pacientes com LP, a oferta proteica adequada tem como objetivo manter o balanço nitrogenado positivo.[25,29]

Não há consensos sobre recomendações das necessidades proteicas na vigência de LP especificamente para a população geriátrica. Dessa maneira, utiliza-se a recomendação nutricional da NPUAP para adultos, que é de 1,25 a 1,5 gramas de proteínas/kg/dia.[25]

Em situações de grande catabolismo, como em pacientes com várias lesões por pressão e/ou muito extensas, sem outras comorbidades que limitem a ingestão proteica, pode-se avaliar a oferta de 1,5 g/kg/dia.[24] Monitorar a função renal para garantir que os elevados níveis proteicos são adequados ao indivíduo.[25]

O aporte proteico inadequado prolonga a fase inflamatória da cicatrização, aumentando o risco de infecção, diminuindo a síntese do colágeno e a força tênsil da ferida[27]

Hidratação

A hidratação deve ser adequada e segue as recomendações para idosos saudáveis (vide Capítulos 1 e 2, sobre recomendações nutricionais).[25]

Monitorar eventuais sinais e sintomas de desidratação nos indivíduos, incluindo a alteração de peso, turgor da pele, quantidade de volume urinário e níveis séricos de sódio elevado. Controlar o estado de hidratação, considerar oferta hídrica adicional a indivíduos desidratados, com temperaturas elevadas, vômitos, sudorese profusa, diarreias ou feridas altamente exsudativas.[25]

Vitaminas e sais minerais

Incentivar e promover o consumo de dieta equilibrada, que inclua fontes de vitaminas e sais minerais. Sugerir suplementos de micronutrientes sempre que a ingestão alimentar for insuficiente ou em caso de deficiências.

A necessidade de vitaminas e minerais segue o estabelecido pela Ingestão Dietética de Referência (IDR) e sugere-se que haja necessidade de oferta maior de alguns micronutrientes.[24,30,31]

Vitamina A: favorece a síntese do colágeno e, portanto, acelera a cicatrização, é necessária para manutenção da epiderme saudável e para a síntese de glicoproteínas e proteoglicanos. Alimentos, fontes de vitamina A, de origem animal: gema de ovo, leite integral e produtos lácteos, como manteiga, creme de leite e queijo. Fontes de vitamina A de origem vegetal: frutas e hortaliças ricas em carotenoides de cor amarelo-alaranjado como cenoura, moranga, abóbora (**Receita 13.1**), manga e mamão, ou vegetais verde-escuros, como mostarda, couve, agrião e almeirão.[31,32]

Receita 13.1. Sopa de abóbora com gengibre

Ingredientes
- ½ kg de abóbora cabotiá sem casca
- 2 colheres de sopa de gengibre ralado
- 1 cebola pequena
- 1 dente grande alho
- ½ maço de salsinha e cebolinha picados
- Sal a gosto
- Azeite de oliva a gosto
- Gergelim torrado a gosto

Modo de preparo

Cozinhe a abóbora, a cebola, o alho, a salsinha, a cebolinha e o gengibre em 1 litro de água. Bata no liquidificador e passe numa peneira grossa, para tirar os fiapos do gengibre,

Volte à panela, coloque o azeite de oliva a gosto e mexa por uns 5 minutos em fogo baixo. Experimente o sal e veja se está a gosto.

Ao servir, polvilhe o gergelim torrado.

Vitamina C: é envolvida nas etapas da cicatrização, atua na função dos macrófagos e neutrófilos na fase inflamatória e participa como agente redutor, protegendo o ferro e o cobre dos danos oxidativos. Na fase proliferativa e de maturação, auxilia na constituição do colágeno. Alimentos fontes de vitamina C: frutas cítricas, como acerola, morango, kiwi, laranja, limão, além de brócolis, couve, mostarda e pimentão amarelo.[31,32]

Vitamina E: atua na prevenção da oxidação dos fosfolipídios das membranas celulares, auxiliando na sua integridade. Alimentos fontes de vitamina E: óleos vegetais, como os de soja, arroz, algodão, milho e girassol, além de gema de ovo, germe de trigo (**Receita 13.2**) e fígado.[31,32]

Receita 13.2 Bolo de banana e germe de trigo

Ingredientes

- 4 ovos
- 2 xícaras rasas (chá) de açúcar mascavo
- 2 xícaras (chá) bem cheias de farinha de trigo
- 1 colher (sopa) de germe de trigo
- 3 colheres (sopa) aveia em flocos
- ½ xícara (chá) de óleo
- 3 bananas nanicas
- 1 colher (sopa) de fermento em pó

Modo de preparo

Bater tudo no liquidificador, exceto a farinha e o fermento. Depois de bater os ingredientes, coloque a mistura em uma tigela e adicione a farinha de trigo aos poucos e, por último, o fermento em pó.

Assar em forno médio (180 °C) por cerca de 40 minutos.

Com relação aos minerais, considera-se importante o zinco, o cobre e o selênio, pois parecem ter benefícios no processo cicatricial. Alimentos fontes de zinco: carne, fígado, ostras, soja, ovos e leite, grãos integrais, castanhas e cereais. Alimentos fontes de cobre: fígado, frutos do mar, castanhas, cacau, cereais integrais, carne, frango, peixe e ovos. Alimentos fontes de selênio: castanha-do-brasil, aipo, alho, brócolis, cereais integrais, farelo de trigo, fígado, frango, frutos do mar, gema de ovo, leite, pepino e repolho.[31]

A oferta de arginina tem sido associada à prevenção e aceleração da cicatrização. A ação na cicatrização advém de ações como a síntese de colágeno e a produção de óxido nítrico, que contribui para melhora do fluxo sanguíneo no tecido, permitindo brevidade e adequação no reparo.[33,34]

Suplementação oral

A adaptação da via oral deve sugerir mudanças na alimentação, tão logo seja constatada uma ingestão deficitária de calorias e nutrientes, e requer planejamento adequado, criação de mecanismos para que a orientação seja de fácil execução, tornar a alimentação o mais palatável e coerente possível com o hábito alimentar do paciente, cumprindo as condições clínicas que o permitam. As características da dieta devem ser ajustadas quanto à apresentação, consistência e densidade calorico-proteica dos alimentos e preparações[26] (**Receita 13.3**).

Receita 13.3. Vitamina hipercalórica e hiperproteica

Ingredientes

- 200 mL (ou 1 copo americano) de leite integral
- 40 g (ou 2 colheres de sopa) de leite em pó
- 1 bola média de sorvete de creme
- 1 fatia média de mamão formosa
- 3 morangos
- 10 g (ou 1 colher de sobremesa) de cacau em pó
- 1 unidade de castanha-do-brasil triturada (antiga castanha-do--pará)
- 1 unidade de noz triturada

Modo de preparo

Bater todos os ingredientes no liquidificador.

PRINCIPAIS LESÕES DE PELE NO PACIENTE GERIÁTRICO

Caso a alimentação via oral não supra as necessidades nutricionais do paciente, a suplementação oral é considerada uma alternativa para atingir as necessidades nutricionais programadas e deve ser a primeira opção, por ser mais fisiológica e menos invasiva. Porém, não deve ser utilizada como método exclusivo de alimentação ou substitutos de refeições.[26]

A utilização de fórmula especializada suplementada, com nutrientes imunomoduladores e maior quantidade de proteínas, está indicada na prevenção e tratamento de LP[24] (**Tabela 13.1**).

É necessário o envolvimento da equipe interdisciplinar, principalmente com função de destaque para o nutricionista, para envolver e comprometer o paciente e o responsável no seu tratamento, evidenciando-se a importância do tratamento nutricional.[35]

Tabela 13.1. Resumo das recomendações nutricionais na presença de LP

Calorias	30 a 35 Kcal/kg/dia
Proteínas	1,25-1,5 g/kg/dia
Hidratação	Seguir recomendação para idoso. Necessidades podem estar aumentadas na presença de feridas exsudativas*
Vitaminas e minerais envolvidos na cicatrização: • Vitamina A, C e E • Zinco, cobre e selênio	Ingestão Dietética de Referência (IDR) – evitar deficiências*
Suplementação oral e enteral	Fórmulas com nutrientes imunomoduladores auxiliam na cicatrização

*Vide Capítulos 2 e 3, sobre recomendações nutricionais.

REFERÊNCIAS BIBLIOGRÁFICAS

1. Junqueira LC, Carneiro J. Histologia básica. 10 ed. Rio de Janeiro: Guanabara Koogan, 2004.
2. Longo C, Casari A, Beretti F, Cesinaro AM, Pellacani G. Skin aging: in vivo microscopic assessment of epidermal and dermal changes by means of confocal microscopy. J Am Acad Dermatol. 2013 Mar;68(3): e73-82. doi: 10.1016/j.jaad.2011.08.021. Epub 2011 Oct 14.

3. Gray M, Black JM, Baharestani MM, Bliss DZ, Colwell JC, Goldberg M, Kennedy-Evans KL, Logan S, Ratcliff CR. Moisture-associated skin damage: overview and pathophysiology. J Wound Ostomy Continence Nurs. 2011;38: 233-41. DOI: 10.1097/WON.0b013e318215f798.

4. Beeckman D. A decade of research on Incontinence-Associated Dermatitis (IAD): Evidence, knowledge gaps and next steps. Journal of Tissue Viability 2017;26(1):47-56. DOI: 10.1016/j.jtv.2016.02.004.

5. Beeckman D, et al. Proceedings of the Global IAD Expert Panel. Incontinenceassociated dermatitis: moving prevention forward. Wounds International 2015. Available to download from: <http://www.woundsinternational.com/consensus-documents/view/incontinence-associated-dermatitis-moving-prevention-forward>.

6. Gray M, Beeckman D, Bliss DZ, Fader M, Logan S, Junkin J, Selekof J, Doughty D and Kurz P. Incontinence-associated dermatitis: a comprehensive review and update. Journal of wound, ostomy, and continence nursing : official publication of The Wound, Ostomy and Continence Nurses Society / WOCN 2012; 39: 61-74.

7. Langemo D, Hanson, D, Hunter S, Thompson P, Oh, IE. Incontinence and incontinence-associated dermatitis. Adv Skin Wound Care, 2011; 24:126-140.

8. LeBlanc K. Baranoski S. Prevention and management of pretibial lacerations. J Commun Nurs. 2000; 14 (11): 33-8.

9. LeBlanc K. Baranoski S. Skin tears: state oh the Science: consensus statements for the prevention, prediction, assessment and treatment of skin tears. Adv Skin Wound Care. 2011; 24 (9): 1-15.

10. Payne RL, Martin M. Defining and classifying skin tears: need for a common language. Ostomy Wound Manage. 1990; 26: 26-37.

11. Carville K, Lewin G, Newall N, Haslehurst P, Michael R, Santamaria N, Roberts P. STAR: a consensus for skin tears classification. Primary Intent. 2007; 15 (1):8-25.

12. Birch S, Coggins T. No-rinse, one-step bed bath: the effects on the occurrence of skin tears in a long-term care setting. Ostomy Wound Manage 2003; 49 (1): 64-7.

13. Bank D, Nix D. Preventing skin tears in a nursing and rehabilitation center: an interdisciplinary effort. Ostomy Wound Manage 2006; 52 (9): 38-40, 44, 46.

14. Demers CA. Reducing the incidence of skin tears with best practices. Wound, Ostomy and Continence Nurses Society's 45th annual conference. June 22-26, 2013; Seattle, Washington. <https://wocn.confex.com/wocn/2013am/webprogram/Paper7120.html>.

15. Woo KY, LeBlanc K. Prevalence of STs among the elderly living in Canadian long-term care facilities. Poster presented at the Canadian Association

of Wound Care Conference. October 29 to November 2, 2014; Toronto, Ontario, Canada.

16. McGough-Csarny J, Kopac CA. Skin tears in institutionalized elderly: an epidemiological study. Ostomy Wound Manage 1998;44: 14S-25S.

17. Thomas D. Are all pressure ulcers avoidable? J Am Med Dir Assoc. 2003; 4 (2 Suppl): 43-8.

18. National Patient Safety Foundation (NPSF). Livres de danos: acelerar a melhoria da segurança do paciente quinze anos depois de To Err Is Human. Boston: NPSF; 2015. 46 p.

19. National Pressure Ulcer Advisory Panel. National Pressure Ulcer Advisory Panel (NPUAP) announces a change in terminology from pressure ulcer to pressure injury and updates the stages of pressure injury. 2016. Disponível em: <http://www.npuap.org/national-pressure-ulcer-advisory-panel-npuap-announces-a-change-in-terminology-from-pressure-ulcer-to-pressure-injury-and-updates-the-stages-of-pressure-injury/>. Acesso em:11 de agosto de 2017.

20. World Health Organization (WHO), Patient Safety. Global priorities for patient safety research: better knowledge for safer care. Geneva: WHO; 2009. p. 9.

21. Wound Ostomy and Continence Nurse Society (WOCN). Guideline for prevention and management of pressure ulcers. WOCN Clinical Practice Guideline Series. Glenview: WOCN; 2003.

22. Associação Brasileira de Estomaterapia. Classificação das lesões por pressão – Consenso NPUAP 2016 adaptado culturalmente para o Brasil. 2016. Disponível em: <http://www.sobest.org.br/textod/35>. Acesso em: 11 de agosto de 2016.

23. Brasil. Ministério da Saúde. Anexo 2 – protocolo para prevenção de úlcera por pressão. Brasília: MS; 2013. Disponível em <https://proqualis.net/protocolo/protocolo-para-preven%C3%A7%C3%A3o-de-%C3%BAlcera-por-press%C3%A3o>. Acesso em: 14 de fevereiro de 2018.

24. Correia MITD, et al. DITEN – Terapia Nutricional para Portadores de Úlceras por Pressão. Projeto Diretrizes – Associação Médica Brasileira e Conselho Federal de Medicina; São Paulo: AMB; 2011.

25. National Pressure Ulcer Advisory Panel, European Pressure Ulcer Advisory Panel and Pan Pacific Pressure Injury Alliance. Prevention and Treatment of Pressure Ulcers: Quick Reference Guide. Emily Haesler (Ed.). Cambridge Media: Osborne Park, Australia; 2014.

26. Baxter YC. Critérios de decisão na seleção de dietas enterais. In: Waitzberg DL. Nutrição oral, enteral e parenteral na prática clínica. São Paulo: Atheneu, 2006. p. 659-76.

27. Heyman H, Van De Looverbosch DE, Meijer EP, Schols JM. Benefits of an oral nutritional supplement on pressure ulcer healing in long-term care residents. J Wound Care 2008; 17:476-8.

28. Pinho NB, et al. Terapia Nutricional na Oncologia. Sociedade Brasileira de Nutrição Parenteral e Enteral, Associação Brasileira de Nutrologia. DITEN - Associação Médica Brasileira e Conselho Federal de Medicina, 2011.

29. Bauer J, et al. Evidence-Based Recommendations for Optimal Dietary Protein Intake in Older People: A Position Paper From the PROT-AGE Study Group. JAMDA 14. 2013: 542-59.

30. Institute of Medicine. Dietary Reference Intakes: Aplications in dietary assessment. The National Academy Press. 2002.

31. Franco G. Tabela de composição química dos alimentos. 9ª ed. Rio de Janeiro: Atheneu, 1999.

32. Zhang XJ, Chinkes DL, Herndon DN. Folate stimulation of wound DNA synthesis. J Surg Res 2008; 147:15-22.

33. Brewer S, Desneves K, Pearce L, Mills K, Dunn L, Brown D, Crowe T. Effect of an arginine-containing nutritional supplement on pressure ulcer healing in community spinal patients.J Wound Care, 2010; 19 (7):311-6.

34. Schols JM, Heyman H, Meijer EP. Nutritional support in the treatment and prevention of pressure ulcers: an overniew of studies with an arginine enriched oral nutritional supplement. J Tissue Viability. 2009; 18(3):72-9.

35. Kamada C. Equipe multiprofissional em unidade de terapia intensiva. Rev. Bras. Enferm., 1978; 31(1): 60-7.

capítulo 14

Alimentação nas Alterações Neurodegenerativas

• Elci Almeida Fernandes

Melhorias na assistência à saúde no século passado contribuíram para as pessoas terem vidas mais longas e mais saudáveis. No entanto, também resultaram no aumento do número de pessoas com doenças crônicas não transmissíveis, incluindo a demência. Demência é uma síndrome, geralmente de natureza crônica e progressiva, causada por uma variedade de doenças cerebrais, que afeta a memória, o pensamento, o comportamento e a capacidade de executar as atividades da vida diária (AVDs). A demência é associada com necessidades complexas, especialmente nos estágios avançados, com altos níveis de dependência e morbidade.

Ao lado dos transtornos cardiovasculares, as demências são as doenças mais prevalentes na população acima de 60 anos e para as quais existe pouca informação epidemiológica.[1] Estima-se que o número de pessoas com demência chegue a 65,7 milhões em 2030 e a 115,4 milhões em 2050. O Brasil é o nono país do mundo com o maior número de pessoas com demência, tendo sido estimado 1,0 milhão de casos em 2010. É considerada uma das principais causas de incapacidade em idosos, sendo responsável por 11,9% dos anos vividos com incapacidade em função de doenças não transmissíveis, tendo grande impacto para os doentes, cuidadores e famílias.

A doença de Alzheimer (DA) é a forma mais comum de demência, correspondendo de 60 a 70% dos casos. A DA é considerada uma doença neurodegenerativa progressiva, heterogênea nos seus aspectos etiológico, clínico e neuropatológico. As evidências científicas sugerem uma etiologia multifatorial para a DA, considerando fatores genéticos e ambientais, possivelmente agindo por meio de complexas interações, que modulariam o risco de desenvolvimento da doença.[2] Até o presente, os fatores de risco para a DA estabelecidos são: idade, história familiar positiva, síndrome de Down, baixo nível educacional e gênero feminino (após 80 anos de idade).[3]

O nível de gravidade da é comumente dividido em três estágios: leve, moderado e grave. A progressão dos sintomas, na descrição do curso típico da doença, pode sofrer grandes variações. Os vários domínios cognitivos e não cognitivos podem ser afetados em cada paciente de modo distinto, ou seja, são 20 os modos diversos de apresentação clínica e de progressão da doença e, provavelmente, de resposta ao tratamento. A piora progressiva dos sintomas ocorre de maneira gradual e contínua, usualmente em um período de 8 a 12 anos. O prejuízo de memória é um dos sintomas mais precoces e pronunciados. Com o avanço da doença, ocorre prejuízo da linguagem, do desempenho intelectual, independência e autonomia,[4] sendo a fase grave caracterizada pela perda da capacidade de realizar independentemente as atividades básicas da vida diária (ABVDs), como alimentação, banho e locomoção.[5] Os distúrbios de comportamento estão presentes em 90% dos pacientes, sendo moderados ou graves em 40% dos casos.[6] Também estão presentes alterações na alimentação, como hiporexia, dificuldade de mastigação, disfagia, recusa alimentar[7] e, na composição corporal, como perda de peso involuntária,[8] perda acelerada de massa muscular e sarcopenia.[9]

Embora ainda incurável, essa doença é tratável, incluindo abordagens não farmacológicas e farmacológicas combinadas ou isoladas. As metas prioritárias do tratamento são melhorar a qualidade de vida, maximizar o desempenho funcional dos pacientes e promover o mais alto grau de autonomia factível pelo maior tempo possível em cada um dos estágios da doença.[1] A maior longevidade da população requer investimentos na qualidade de vida e na saúde do idoso. A prevenção primária deve trabalhar com alvos sugeridos pela evidência atual, a saber: melhorar o acesso à educação e reduzir os fatores de risco para doença vascular, incluindo diabetes, hipertensão e obesidade na meia idade, tabagismo e inatividade física.[2]

Alterações do Estado Nutricional na Demência

O estado nutricional de um indivíduo depende de vários fatores: disponibilidade de alimento, habilidade em gerenciar as necessidades dietéticas (compras, preparo da refeição e alimentação de fato) e disposição para comer (cognitiva e comportamental). Assim, a desnutrição no idoso com DA pode ter diversas causas: deficiências na ingestão alimentar, digestão, absorção, metabolismo e/ou excreção, alterações nas necessidades de energia, proteína e outros macronutrientes relacionados a condições específicas, prejuízo cognitivo, dependência para alimentação, depressão, distúrbios de comportamento, problemas comportamentais associados à alimentação, polifarmácia e reações inflamatórias específicas produzidas por algumas doenças crônicas.[10] Foi mostrado que baixo índice de massa corporal (IMC) se correlaciona especificamente à atrofia do córtex temporal mesial na DA. O córtex temporal mesial, que está envolvido no comportamento alimentar e na memória, é afetado nos primeiros estágios da DA e continua sendo o local mais acometido à medida que a doença progride.[8] Tem sido estudada a hipótese de que a mudança do comportamento alimentar reflete o envolvimento de uma rede neuroanatômica comum às alterações alimentares, funcionais, cognitivas e neuropsiquiátricas.[8,4]

A perda de apetite, o desinteresse pela alimentação e a falta de consciência da importância da nutrição, aumentam os riscos de desidratação e desnutrição, influenciando no quadro de saúde geral do idoso portador de DA. As doenças crônico-degenerativas, geralmente, afetam as necessidades orgânicas de proteínas e de calorias, podendo estar associadas à inapetência, causada pela própria doença, por determinados medicamentos e por dificuldades de alimentação. Tais dificuldades vão desde falta de auxílio para oferecer as refeições, ausência de dentes, consistência alimentar de difícil deglutição ou não atrativa ao paladar, entre outras.[11]

O National Institute of Neurological and Communicative Disorders and Strokes Task Force on Alzheimer´s Disease e o Ministério da Saúde incluíram a perda de peso como um achado clínico presente no diagnóstico provável de doença de Alzheimer.[12] Desde então, estudos vêm descrevendo a grande prevalência de desnutrição em idosos com demência do tipo Alzheimer. No caso de demência, especialmente a DA, é observado que, na fase inicial, ocorre uma perda de peso, independentemente do consumo alimentar, podendo essa alteração ponderal ser utilizada no diagnóstico[13,14] e o pior estado nutricional e funcional desses, quando comparados aos idosos sem demência.[15]

Além disso, pacientes com DA têm menos massa magra que idosos da mesma idade e saudáveis.[16,9] No estudo de Burns, et al., os autores concluíram que a perda de massa magra é acelerada na DA e está associada à atrofia cerebral e ao desempenho cognitivo, talvez como consequência direta ou indireta da fisiopatologia da DA ou de mecanismos comuns tanto para a DA quanto para a sarcopenia. O achado de que o desempenho cognitivo reduzido é diretamente relacionado à redução da qualidade muscular infere que componentes da fragilidade podem ocorrer sinergicamente, exacerbando os efeitos negativos dessa condição.[17]

Foi aventado que pacientes com DA têm necessidades energéticas mais altas do que indivíduos saudáveis, o que também pode contribuir para a perda de peso inexplicável. Considera-se que o gasto energético elevado não atingido pela ingestão adequada pode contribuir para a perda de peso involuntária em pacientes com DA.[18] Em conjunto com as modificações estruturais e funcionais alteradas no processo de mastigação e deglutição, modificando, inclusive, os hábitos alimentares, há um aumento pela preferência de alimentos moles, úmidos, pastosos e líquidos, assim como um aumento na quantidade de sal e/ou açúcar, decorrentes da diminuição do paladar. Os movimentos mastigatórios ficam mais lentos e incoordenados, aumentando o tempo de preparo e o controle do bolo alimentar. Consequentemente, surge a dificuldade para engolir, facilitando a ocorrência de problemas digestivos e nutricionais nesses indivíduos.[19] Essas mudanças súbitas no paladar podem, também, proceder em reduções cumulativas da ingestão calórica e redução da qualidade do alimento consumido por indivíduos com DA.[23,24]

A disfagia é uma grande preocupação na demência, pois pode levar à desnutrição, desidratação, perda de peso, declínio funcional, medo de comer e beber, redução da qualidade de vida e pneumonia aspirativa. A prevalência da disfagia na população com demência varia de 13 a 57%[20,21] e pode ocorrer no estágio inicial da DA, sendo, provavelmente, uma fonte considerável de estresse para os cuidadores.[22] A alimentação por vias alternativas tem sido muito debatida e, geralmente, não é preconizada,[27] pois não há evidências de melhora da sobrevida e da diminuição do risco de aspiração na demência avançada.[20]

Além da anorexia ocasionada por vários fatores decorrentes da própria demência, como descrito anteriormente, pode ocorrer ainda a anorexia secundária a um estresse agudo. A anorexia devido a citocinas é um sintoma comum durante o estresse agudo (como na infecção, trauma ou cirurgia). Entretanto, o conceito de anorexia secundária é bem conhecido em idosos, que são incapazes de desenvolver hiperfagia depois de um período de restrição alimentar.[25]

Em contrapartida, atualmente crescem as evidências de que a obesidade é fator de risco independente para disfunção cognitiva, com prejuízo principalmente da função executiva. Comportamentos aberrantes, tais como a hiperfagia crônica, fazem com que os obesos dementes relatem grande dificuldade de controlar a ingestão de alimentos, apesar da vontade de perder peso. O impacto negativo do excesso de peso sobre a função cognitiva já foi observado em crianças, adultos, jovens e idosos. Após os 85 anos, a relação se inverte e, quanto menor o peso, maior o comprometimento cognitivo. Provavelmente, pessoas que atinjam essa idade sejam menos susceptíveis ao efeito nocivo da obesidade sobre o cérebro e o menor peso reflita queda do estado geral devido ao comprometimento cognitivo por outro fator. A diminuição da função cognitiva, principalmente da função executiva, acontece mesmo em obesos saudáveis e vários mecanismos já foram propostos para tentar explicar a ligação entre obesidade e demência.[26]

Mudanças dietéticas podem influenciar aspectos específicos do comportamento, devido à redução nos precursores de neurotransmissores, triptofano, tirosina e colina, presentes em alimentos proteicos. O aparecimento de desordens funcionais e neuropsiquiátricas poderia estar relacionado mais à qualidade da dieta do que à redução da quantidade. Indivíduos idosos, especialmente os com DA, tendem a preferir alimentos ricos em carboidratos aos alimentos fontes de proteínas.[4] Spaccavento, et al. (2009), orientam que a dieta desses indivíduos deve conter maior teor de proteínas e menor de carboidratos desde o início do tratamento da doença.

Na busca da promoção e prevenção das alterações neurológicas, foi criada a dieta MIND, para ajudar a prevenir a demência e diminuir a perda de função cerebral, que pode acontecer com a idade. Combinando aspectos de duas dietas muito populares, a dieta mediterrânea e a dieta para parar a hipertensão (DASH), que demonstraram beneficiar a saúde do cérebro. A primeira publicação referente à dieta MIND aconteceu em 2015. Em um estudo onde 923 idosos seguiram essa dieta, foi verificado um risco 53% menor de doença de Alzheimer comparado com as pessoas que seguiram uma dieta ocidental.[28]

Dez alimentos recomendados na dieta MIND

Aqui estão os dez alimentos que a dieta MIND incentiva:

- **Vegetais folhosos:** consumir seis ou mais porções por semana. Isso inclui verduras cozidas e cruas como couve, espinafre, escarola, alface, agrião, rúcula, acelga, repolho etc.
- **Todos os outros vegetais:** incluir legumes, além das folhas verdes, pelo menos uma vez por dia. O ideal é preferir os legumes não amiláceos, como chuchu, cenoura, abobrinha, beterraba, berinjela em vez de batata, mandioca, mandioquinha, cará e inhame, pois apresentam menor teor calórico.
- **Frutas vermelhas:** consumir, pelo menos duas vezes por semana. Embora a pesquisa publicada inclua apenas morangos, pode-se consumir também uvas, framboesas, amoras e outras frutas vermelhas, devido aos benefícios antioxidantes.
- **Frutas oleaginosas:** introduzir cinco porções ou mais de oleaginosas por semana. Inclui-se, nesse grupo, as nozes, castanhas, avelãs, amendoim e amêndoas. Os criadores da dieta MIND não especificam o tipo de oleaginosas para consumir, mas provavelmente é melhor variar o tipo para obter uma variedade nutrientes.
- **Azeite:** use o óleo de oliva como óleo de cozinha principal.
- **Cereais integrais:** consumir pelo menos três porções diariamente. Como, por exemplo, aveia, quinoa, arroz integral, macarrão integral e pão integral.
- **Peixe:** consumir peixe, no mínimo, uma vez por semana. É melhor escolher peixes gordurosos como salmão, sardinha, truta, atum e cavala, pelas suas altas quantidades de ácidos graxos ômega-3.
- **Leguminosas:** incluir leguminosas (feijões, lentilhas, ervilhas, grão-de-bico e soja) em pelo menos quatro refeições da semana.
- **Aves:** incluir frango ou peru, pelo menos, duas vezes por semana.
- **Vinho:** os vinhos vermelho e branco podem beneficiar o cérebro. Vale ressaltar que muitas pesquisas se concentram no resveratrol, composto de vinho tinto, como protetor da doença de Alzheimer. Entretanto, a recomendação é não ingerir mais do que um copo por dia, independentemente do tipo de vinho.

Cinco alimentos não recomendados na dieta MIND

A dieta MIND recomenda limitar os seguintes alimentos:

- **Manteiga e margarina:** consumir menos de 1 colher de sopa (cerca de 14 gramas) por dia. Em vez disso, preferir o azeite como principal gordura de cozimento.

Segue sugestão para substituição da manteiga e margarina na **Receita 14.1**.

Receita 14.1. Azeite com manjericão e alecrim

Ingredientes
- 200 mL de azeite extravirgem
- Ramos de manjericão
- 2 a 3 folhas de louro
- 1 a 2 ramos de alecrim
- 1 pimenta de sua preferência ou alguns grãos de pimenta-do--reino
- 1 a 2 dentes de alho descascados inteiros

Modo de preparo

Lavar as folhas de louro, o ramo de alecrim e o ramo de manjericão, deixando secar sobre papel toalha. Retirar um pouco do azeite do vidro, reservando.

Introduzir o material dentro da garrafa, começando pela pimenta, o alho e, depois, as folhas.

Deixar por umas duas semanas antes de empregar, para a saturação do azeite com o perfume dos materiais.

- **Queijo:** a dieta MIND recomenda limitar o consumo de queijo a menos de uma vez por semana.

MANUAL PRÁTICO DE ASSISTÊNCIA NUTRICIONAL AO PACIENTE GERIÁTRICO

- **Carne vermelha:** no máximo três porções por semana. Isso inclui carne bovina, suína, de cordeiro e produtos feitos a partir dessas carnes.

- **Alimentos fritos:** a dieta MIND desencoraja a utilização de frituras, especialmente as servidas em restaurantes *fast food*. Limitar seu consumo a menos de uma vez por semana.

- **Doces:** evitar as preparações processadas e sobremesas, como sorvete, *brownies*, biscoitos, rosquinhas recheadas, entre outras. A dieta MIND limita o consumo para, no máximo, quatro vezes por semana.

Os pesquisadores incentivam a limitação do consumo desses alimentos porque eles contêm gorduras saturadas e gorduras trans. Estudos descobriram que as gorduras trans são claramente associadas a todos os tipos de doenças, incluindo doenças cardíacas e, até mesmo, a doença de Alzheimer[29] (**Quadro 14.1**).

Quadro 14.1. Exemplo de plano alimentar com alimentos indicados na dieta MIND

Café da manhã	• **Opção 1:** vitamina de maçã, banana e leite, torrada integral, ricota temperada. • **Opção 2:** iogurte batido com frutas vermelhas, granola, tostex de queijo branco. • **Opção 3:** chá de alecrim com erva-doce, pão integral, patê de tofu (**Receita 14.2**), pêssego. • **Opção 4:** iogurte desnatado de ameixa, laranja-lima, bolo integral (**Receita 14.3**).
Lanche da manhã	• **Opção 1:** suco de acerola. • **Opção 2:** banana + nozes. • **Opção 3:** iogurte desnatado + amêndoas. • **Opção 4:** morangos.
Almoço	• **Opção 1:** salada de alface americana, filé de frango grelhado, arroz integral, feijão, chuchu e cenoura refogados. • **Opção 2:** salada de cenoura ralada, pene integral com vegetais, salmão grelhado, alho-porro refogado. • **Opção 3:** salada de rúcula, tomate e cebola, arroz integral, lentilha, iscas de pernil. • **Opção 4:** salada de alface crespa, couve-flor e beterraba, macarrão integral com atum.

(Continua)

240

Quadro 14.1. Exemplo de plano alimentar com alimentos indicados na dieta MIND (Continuação)

Café da tarde	• **Opção 1:** uvas sem caroço. • **Opção 2:** suco de laranja-lima com mamão. • **Opção 3:** biscoito integral, chá de erva-doce. • **Opção 4:** torrada com geleia de morango (sem açúcar e sem adoçante), chá-verde.
Jantar	• **Opção 1:** salada de trigo e pepino, omelete com tomate, purê de cenoura. • **Opção 2:** sopa de macarrão integral, frango e vegetais. • **Opção 3:** salada de couve-manteiga, arroz integral em risoto com carne moída. • **Opção 4:** salada de acelga, repolho roxo e nozes, batata assada com brócolis, sardinha e azeite.
Ceia	• **Opção 1:** banana assada com canela. • **Opção 2:** mingau de aveia. • **Opção 3:** abacaxi assado. • **Opção 4:** laranja.

Receita 14.2. Patê de tofu com hortelã

Ingredientes
- 1 queijo tofu com o soro
- Salsinha a gosto
- Pimenta-do-reino a gosto
- ½ cebola
- ½ dente de alho
- Hortelã a gosto
- Sal a gosto
- 1 colher de sobremesa de açúcar
- 1 colher de sopa de azeite

Modo de preparo

Coloque no liquidificador o soro, a cebola, o alho, a hortelã, a salsinha e junte, aos poucos, o tofu em pedaços, batendo até ficar um patê.

No final, junte o azeite, se ficar muito consistente junte um pouco de leite de soja.

 Receita 14.3. Bolo de mel integral

Ingredientes
- 2 xícaras de chá de farinha de trigo integral
- 1 ovo
- ½ xícara de cacau em pó
- 1 xícara de mel
- 1 colher de chá de fermento químico
- Baunilha a gosto
- Cravo e canela a gosto
- 1 xícara de chá de água morna
- ½ xícara de óleo

Modo de preparo

Misturar todos os ingredientes, com auxílio de uma espátula. Colocar a massa em uma forma com furo no meio, untada com azeite, e levar ao forno pré-aquecido a 180 °C por cerca de 40 minutos ou até que o bolo esteja assado.

Quanto antes forem realizadas a avaliação e a intervenção nutricional no paciente idoso com alterações neurológicas, tanto melhor será o prognóstico de seu quadro, principalmente por se tratar de uma doença que o torna progressivamente incapacitado para a realização de suas atividades rotineiras. Sendo indicada a participação apropriada e realizada por nutricionistas capacitados ao atendimento dessa população. Orientações como aumento do fracionamento da dieta, adequação da consistência e composição das refeições, aumento da densidade calórica e proteica das preparações, utilização de suplementos alimentares, orientações quanto à higiene durante o preparo e consumo de alimentos, minimização de distrações durante a alimentação e correto manejo dos sintomas gastrointestinais e das alterações comportamentais, são medidas simples, de baixo custo e possíveis de trazer resultados positivos na evolução desses doentes.

REFERÊNCIAS BIBLIOGRÁFICAS

1. Machado JS, Frank AA, Soares EA. Fatores dietéticos relacionados à doença de Alzheimer. Rev Bras Nut Clin, v. 21, n. 3, p. 252-257, 2006.
2. World Health Organization (WHO). Dementia: a public health priority. Geneva: World Health Organization, 2012.
3. Machado J, et al. Estado nutricional na doença de Alzheimer. Rev Assoc Med Bras, v. 55, n. 2, p. 188-191, 2009.
4. Spaccavento S, et al. Influence of nutritional status on cognitive, functional and neuropsychiatric deficits in Alzheimer´s disease. Arch Gerontol Geriatr, v. 48, p. 356-360, 2009.
5. Schafirovits-Morillo L, Suemoto CK. Severe dementia: a review on diagnoses, therapeutic management and ethical issues. Dement Neuropsychol, v. 4, n. 3, p. 158-164, 2010.
6. Isaia G, et al. Malnutrition in an elderly demented population living at home. Arch Gerontol Geriatr, v. 53, p. 249-251, 2011.
7. Mitchell SL, et al. The clinical course of advanced dementia. N Engl J Med, v. 361, n. 16, p. 1529-1538, 2009.
8. Gillette-Guyonnet S, et al. The REAL.FR research program on Alzheimer´s disease and its management: methods and preliminary results. J Nutr Health Aging, v. 7, n. 2, p. 91-96, 2003.
9. Burns JM, et al. Reduced lean mass in early Alzheimer disease and its association with brain atrophy. Arch Neurol, v. 67, n. 4, p. 428-433, 2010.
10. Roque M, Salva A, Vellas B. Malnutrition in community-dwelling adults with dementia (NutriAlz trial). J Nutr Health Aging, 2012. Disponível em: <http://link.springer.com/article/10.1007%2Fs12603-012-0401-9>. Acesso em 05/02/2018.
11. Frank AA, Soares EA, Gouveia VE. Práticas Alimentares na Doença de Alzheimer. In: Frank AA, Soares EA. Nutrição no Envelhecer. São Paulo: Atheneu, 2004.

12. Brasil. Ministério da Saúde. Portaria SAS/MS n° 843, de 31 de outubro de 2002. Protocolo clínico e diretrizes terapêuticas para doença de Alzheimer. Donepezil, Galantamina, Rivastigmina. Brasília, 2002.

13. Jesus P, et al. Nutritional assessment and follow-up of residents with and without dementia in nursing homes in the Limousin region of France: a health network initiative. J Nutr Health Aging, v. 16, n. 5, p. 504-508, 2012.

14. Orsitto G. Different components of nutritional status in older inpatients with cognitive impairment. J Nutr Health Aging, v. 16, n. 5, p. 468-471, 2012.

15. Zekry D, et al. Demented versus non-demented very old inpatients: the same comorbidities but poorer functional and nutritional status. Age ageing, v. 37, p. 8389, 2008.

16. Poehlman ET, Dvorak RV. Energy expenditure, energy intake, and weight loss in Alzheimer disease. Am J Clin Nutr, v. 71, p.650S-655S, 2000.

17. Canon ME, Crimmins EM. Sex differences in the association between muscle quality, inflammatory markers, and cognitive decline. J Nutr Health Aging, v. 15, n. 8, p. 695-698, 2011.

18. Pivi GAK, et al. A prospective study of nutrition education and oral nutritional supplementation in patients with Alzheimer´s disease. Nutrition Journal. v. 10, p. 16. 2011.

19. Silva LBC, Antunes AE, Paula A, Botelho MI, Silva AA, Amaya-Farfán J. Nutrition and dysphagia: body mass index, food consistency and food intake. Rev Bras Nutr Clin. 2008;23(2):91-6.

20. Alagiakrishnan K, Bhanji RA, Kurian M. Evaluation and management of oropharyngeal dysphagia in different types of dementia: a systematic review. Arch Gerontol Geriat, 2012. Disponível em: http://dx.doi.org/10.1016/j.archger.2012.04.011. Acesso em 25/01/2018.

21. Sura L, et al. Dysphagia in the elderly: management and nutritional considerations. Clin Interv Aging, v. 7, p. 287-298, 2012.

22. Ikeda M, et al. Changes in appetite, food preference, and eating habits in frontotemporal dementia and Alzheimer´s disease. J Neurol Neurosurg Psychiatry, v. 73, p. 371-376, 2002.

23. Johnson DK, Wilkins CH, Morris JC. Accelerated weight loss may precede diagnosis in Alzheimer disease. Arch Neurol, v. 63, p. 1312-1317, 2006.

24. Vanhanen M, et al. APOE-epsilon4 is associated with weight loss in woman with AD: a population-based study. Neurology, v. 56, n. 5, p. 655-659, 2001.

25. Guérin O, et al. Different modes of weight loss in Alzheimer disease: a prospective study of 395 patients. Am J Clin Nutr, v. 82, p. 435-441, 2005.

26. Mehta C, Singh T. Cognitive Dysfunctions among People with Overweight and Obesity. Recent Advances in Psychology: An International Journal Peer Reviewed 2016, Vol. 3, (1) Jan-June pp. 50-57.

27. Cervo FA, Bryan L, Farber S. To PEG or not to PEG: a review of evidence for placing feeding tubes in advanced dementia and the decision-making process. Geriatrics, v. 61, n. 6, p. 30-35, 2006.

28. Morris MC, Tangney CC, Wang Y, Sacks FM, Barnes LL, Bennet DA, Aggarwal NT. Alzheimers Dement. 2015 Set; 11 (9): 1015-22. doi: 10.1016/j.jalz.2015.04.011.

29. Salva A, et al. Health and nutrition promotion program for patients with dementia (NutriAlz study): cluster randomized trial. J Nutr Health Aging, v. 15, n. 10, p. 822830, 2011.

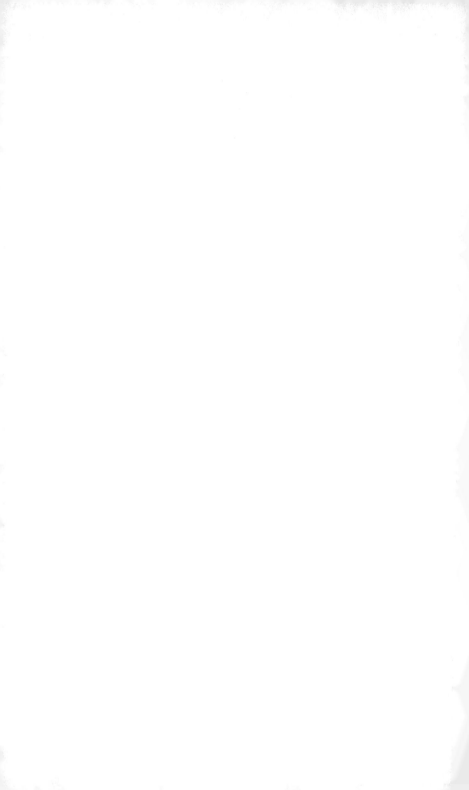

capítulo 15

Cuidados Paliativos

- Elci Almeida Fernandes

Segundo a Organização Mundial de Saúde (OMS), em conceito definido em 1986 e atualizado em 2002, "cuidados paliativos consiste na assistência promovida por uma equipe multidisciplinar, que objetiva a melhoria da qualidade de vida do paciente e seus familiares, diante de uma doença que ameace a vida, por meio da prevenção e alívio do sofrimento, da identificação precoce, avaliação impecável e tratamento de dor e demais sintomas físicos, sociais, psicológicos e espirituais". Logo, os cuidados paliativos são um ramo da medicina que enfatiza o cuidar global do paciente, quando esse não apresenta mais resposta aos tratamentos considerados curativos e são pautados na humanização do atendimento, mediante a capacitação de profissionais, familiares e/ou cuidadores para lidarem com o doente, no suporte terapêutico até o final da vida.[1]

O relatório Europeu da Organização Mundial da Saúde (OMS) sobre Cuidados Paliativos afirma enfaticamente que "existe considerável evidência de que as pessoas idosas sofrem desnecessariamente, por causa de uma falta de avaliação generalizada e tratamento de seus problemas e falta de acesso a programas de cuidados paliativos". Nesse sentido, o trabalho em equipe é considerado um componente central de cuidados paliativos em geriatria e gerontologia.[2]

Os membros da interdisciplinaridade das equipes que compõem o atendimento paliativo devem tomar condutas coerentes, com senso de responsabilidade, dentro de uma organização interna e de comunicação coesa, considerando as perspectivas a serem traçadas a cada momento e a cada paciente. O profissional nutricionista, integrando a equipe interdisciplinar, decidirá a melhor conduta nutricional, de modo a considerar os princípios fundamentais que valorizam a vida e consideram a morte como um processo natural.[3]

Sendo assim, é imprescindível conhecer o prognóstico da doença e a expectativa de vida do indivíduo, compreendendo a fragilidade de todo o processo, visando promover a acolhida do paciente, familiares e cuidadores.[4]

A preservação e/ou melhoria do estado nutricional tem importante efeito na qualidade de vida (QV) e no bem-estar de pacientes paliativos submetidos ao tratamento clínico. Os objetivos da terapia nutricional (TN) no paciente paliativo incluem prevenção e tratamento da desnutrição, modulação da resposta orgânica e controle dos efeitos adversos ao tratamento clínico.[5] A QV é definida pela OMS como a percepção do indivíduo de sua posição na vida, no contexto da cultura e sistemas de valores nos quais vive e em relação aos seus objetivos, expectativas, padrões e preocupações.[3] No paciente paliativo, a QV é um importante parâmetro para avaliar os resultados do tratamento na perspectiva do paciente.

O acompanhamento nutricional está associado a aliviar os efeitos adversos que podem comprometer o estado físico, imunológico e nutricional, sendo que a TN auxilia no manejo dos sintomas, evitando a caquexia e contribuindo para a melhora da qualidade de vida do paciente.[5]

O nutricionista é um dos profissionais que pode auxiliar na evolução favorável do paciente. Frequentemente, depara-se com verdadeiros impasses em relação à conduta dietoterápica. A discussão envolve questões de comunicação com os familiares e o paciente, valores morais e ética profissional, afinal, existe a dúvida de se instituir uma modalidade de terapia nutricional consiste em um cuidado básico ou um tratamento médico.[6]

Sabe-se que o paciente paliativo sob cuidados clínicos pode ser acompanhado em três fases, mostradas na **Tabela 15.1**.

A progressão da doença gera sintomas que impedem o paciente de manter suas atividades diárias. Dentre os sintomas mais relevantes para o cuidado nutricional, o paciente apresenta inapetência, desinteresse pelos alimentos e recusa àqueles de maior preferência. Consequentemente, podem ocorrer baixa ingestão alimentar, perda ponderal que pode variar de 31 a 87%, depleção de tecido magro e

▶ **248**

CUIDADOS PALIATIVOS

Tabela 15.1. Objetivos da terapia nutricional conforme classificação do cuidado paliativo

Fase inicial	Fase sintomática	Fase terminal
Assintomática	Estágio avançado da doença	Expectativa de vida reduzida (< 1 mês)
Objetivos da terapia nutricional		
Aumentar a sobrevida do paciente	Reduzir sintomas ocasionados pelas doenças melhorando a qualidade de vida	Proporcionar conforto

Fonte: Adaptada de INCA, 2001 e Bachman, 2003.

adiposo e caquexia. Em contrapartida, os efeitos colaterais dos tratamentos medicamentosos podem causar náuseas, vômitos, diarreia, saciedade precoce, má absorção, obstipação intestinal, xerostomia, disgeusia e disfagia, entre outros.[6]

A desnutrição é a principal complicação nutricional nos pacientes em cuidados paliativos e vem sendo apontada como fator de pior prognóstico, havendo maior risco em pacientes com doenças em estágio avançado e/ou com práticas terapêuticas mais agressivas. Em torno de 20% das mortes de pacientes em cuidados paliativos são secundárias à desnutrição. A melhora do estado nutricional parece estar associada com melhor qualidade de vida e aumento dos escores que medem a capacidade funcional dos pacientes. Os dados da literatura sugerem que o estado nutricional adequado esteja associado com maior sobrevida, menor tempo de hospitalização e maior tolerância ao tratamento paliativo proposto.[9]

As toxicidades decorrentes do tratamento e a presença da própria doença são fatores de risco nutricional importantes para o comprometimento da ingestão dietética e, consequentemente, evolução para a desnutrição. Portanto, faz-se necessário empregar TN precoce, visando garantir a ingestão em quantidades adequadas de energia, macro e micronutrientes.[9]

A desnutrição ou o quadro de caquexia direcionam a equipe para discussões sobre introdução de terapia nutricional. Essa deve ser adotada considerando a fase de cuidado paliativo. A terapia nutricional em pacientes em estágios terminais deve ser avaliada e seus objetivos deverão ser modificados conforme a evolução clínica do paciente e a progressão da doença.[7,10]

249

MANUAL PRÁTICO DE ASSISTÊNCIA NUTRICIONAL AO PACIENTE GERIÁTRICO

É importante considerar que existem situações onde terapias agressivas não serão efetivas e podem tornar o tratamento ainda mais estressante para o paciente.[11]

O tratamento influencia o gasto energético de maneira heterogênea. O gasto energético pode ter componentes de hipo e de hipermetabolismo, dependendo do tipo de catabolismo metabólico e das formas de tratamento. Um dos determinantes da perda de peso e da caquexia é o aumento do gasto energético. Há correlação positiva entre o tempo de duração da doença e o hipermetabolismo.[5]

Para muitos profissionais que atuam em cuidados paliativos, há um verdadeiro dilema em relação ao emprego da dieta via oral (VO), terapia nutricional enteral (TNE) e/ou nutrição parenteral (NP) aos pacientes. Entretanto, a nutrição possui diferentes significados, pois depende do indivíduo, dos hábitos alimentares, da procedência e da religião. Dentre outros fatores, a alimentação pode envolver afeto, carinho e vida.[12]

A dieta VO será sempre preferencial, desde que o trato gastrintestinal (TGI) esteja íntegro e o paciente apresente condições clínicas para realizá-la e assim o deseje. O paciente sob cuidado paliativo é diferente daquele em estado terminal e cabe à equipe multidisciplinar saber identificá-lo. É importante ressaltar que todo o conjunto (paciente, familiares e equipe) deve ser avaliado e não apenas um fator isoladamente. Portanto, não é recomendado começar ou manter a TN nos últimos momentos de vida, por constituir medida fútil e não oferecer conforto. O uso da VO pode ser em conjunto com a TNE e NP. A relação custo/benefício é prioritária e a TNE é sempre preferencial em relação à NP, desde que haja funcionalidade do TGI.[13]

Nos casos em que a equipe opte por atendimento nutricional visando ainda a recuperação do estado nutricional, a conduta nutricional deve levar em consideração o estado nutricional do paciente e condições do trato digestório, conforme demonstrado no fluxograma da **Figura 15.1**.

Com relação à administração da TNE e/ou NP, o momento em se instituir ou suspender, além do tipo e do volume a ser administrado, são questões que geram muitas dúvidas na equipe cuidadora. Nutricionistas e médicos questionam se haveria algum benefício para o paciente, pois é sabido que terapias nutricionais agressivas não são efetivas e podem tornar o tratamento mais oneroso e estressante[14] (**Tabela 15.2**).

Os efeitos adversos da passagem de sonda ou, até mesmo, os riscos do uso de nutrição parenteral devem ser considerados em fases

▶ **250**

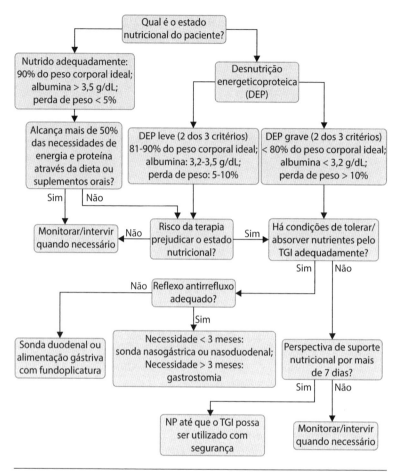

FIGURA 15.1. Fluxograma para conduta nutricional.
TGI: trato gastrintestinal; NP: nutrição parenteral. Fonte: WHO, 2002.

terminais, pois podem impactar na QV dos pacientes.[17] Segundo os *guidelines* instituídos de TNE, NP e hidratação para pacientes paliativos terminais, devem ser considerados oito passos para a tomada de uma decisão sobre a TN do paciente: condição clínica, sintomas, expectativa de vida, estado nutricional, condições e aceitação de alimentação VO, estado psicológico, integridade do TGI e necessidade de serviços especiais para oferecimento da dieta. Posteriormente, é aconselhável iniciar o tratamento e reavaliar seus resultados periodicamente.[18]

MANUAL PRÁTICO DE ASSISTÊNCIA NUTRICIONAL AO PACIENTE GERIÁTRICO

Tabela 15.2. Vantagens e desvantagens do suporte nutricional artificial

Vantagens
• Garante que o paciente está sendo alimentado, com adequada oferta de calorias, macronutrientes e micronutrientes.
• Reduz a probabilidade de desnutrição energeticoproteica.
• Auxilia na recuperação e manutenção do estado nutricional.
• Reduz o risco de certas complicações, como úlceras por pressão e evolução do processo sarcopênico.
• Favorece o sistema imunológico.
• Melhora a vitalidade, disposição e concentração.
Desvantagens
• Aumenta o risco de aspiração (enteral).
• Aumento do risco de certas complicações, como infecção de cateteres e hiperglicemia (parenteral).
• Restrições à mobilidade e independência.
• Sintomas gastrintestinais (ex.: diarreia, constipação, cólicas abdominais, vômitos).
• Em alguns casos, percepção de imagem corporal negativa e efeitos psicossociais como ansiedade, raiva e vergonha.
• Preocupação, por parte do paciente, dele ser um fardo para quem cuida.

Fonte: Adaptada de Holmes S, 2005;[15] Fujino, et al., 2007.[16]

Em pacientes impossibilitados de se comunicar, comatosos, com rebaixamento do nível de consciência ou confusão mental, a opinião dos familiares deve ser considerada e a equipe deve discutir e definir junto à família toda conduta tanto clínica como nutricional.[19]

Sutton e Clipp (2003),[20] considerando essas questões, apresentaram um algoritmo para auxiliar na decisão de terapia nutricional dos pacientes oncológicos sob cuidados paliativos. Nosso algoritmo foi baseado em discussões e *guidelines* atualmente existentes para essa proposta (**Figura 15.2**).

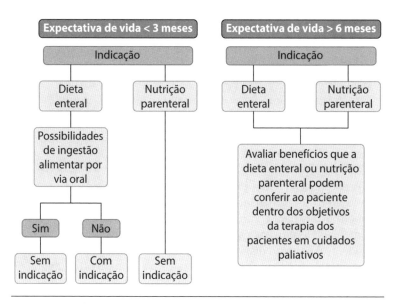

FIGURA 15.2. Algoritmo para decisão da terapia nutricional em pacientes em cuidados paliativos.

Fonte: Sutton e Clipp, 2003.

Sinais e Sintomas Clínicos que Afetam a Evolução Nutricional e Suas Respectivas Condutas Dietoterápicas no Cuidado Paliativo

Alterações da mucosa oral

As alterações da mucosa oral em pacientes com doenças avançadas ocorrem devido à debilidade orgânica, diminuição da ingestão oral, uso de drogas, ansiedade, respiração oral e tumor ação local. Tais alterações provocam importantes danos, como a redução da alimentação VO, aumento de doença periodontal, desconforto social, além de predispor infecções. Como conduta dietoterápica, sugere-se:[21,22]

- Aumentar a oferta hídrica. A recomendação básica de hidratação em idosos é de 20 a 25 mL/kg de peso/dia; contudo, não há necessidade de alcançar os níveis ideais, mas sim, garantir o conforto.

- Manter a boca sempre úmida, inclusive com o uso de gazes umedecidos em água para hidratação dos lábios.
- Higiene bucal com escovação de dentes e língua.
- Evitar alimentos ácidos.
- Adequar consistência, temperatura e volume, visando melhor tolerância e aceitação alimentar.
- Evitar jejum prolongado.

Constipação, suboclusão e obstrução intestinal

A constipação é um distúrbio bastante comum em pacientes paliativos com doença avançada e apresenta causas multifatoriais: uso de medicações para controle da dor, especialmente os opioides, menor mobilidade proveniente do fato de permanecer acamado durante considerável parte do dia, baixa ingestão alimentar e hídrica, distúrbios hidroeletrolíticos, como hiper e hipocalcemia, compressão tumoral intestinal, dependendo do tipo de tumor, danos neurológicos, que alteram a motilidade intestinal, falta de privacidade e desconforto.

Os sintomas mais frequentes são: dores e distensão abdominal, vômitos, redução do apetite, sensação de saciedade precoce e alterações de humor.

O tratamento visa melhorar a qualidade de vida e consiste em aumentar, quando viável, o nível de atividade física do indivíduo para estimular a motilidade intestinal; adaptar a dieta e incluir medicamentos laxativos, exceto na presença de fecalomas.

As principais medidas dietoterápicas que podem ser adotadas são:

- Fracionar a dieta em seis refeições por dia, ou mais.
- Estimular a ingestão de líquidos, em cerca de 1 a 2 litros por dia, que pode ser também através do consumo de preparações e alimentos com maior teor hídrico (preparações com molho, frutas como laranja, abacaxi, melão, melancia, mexerica, entre outros, além de chás, caldos e sopas).
- Oferecer alimentos fonte de fibras solúveis e principalmente as insolúveis, que apresentam maior efeito laxativo, como verduras e folhas em geral (alface, agrião, rúcula, mostarda, brócolis, almeirão e repolho, entre outros). Se bem tolerado pelo paciente, oferecê-las na forma crua. Frutas com casca e/ou bagaço e com maior teor laxativo, como: abacaxi, laranja, mamão e ameixa.[20]

Observação: vide receita de suco laxativo no Capítulo 1 – Alimentação Saudável.

Diarreia

Com relação à presença de diarreia nos pacientes com doença avançada, deve-se também considerar os medicamentos utilizados, a presença de outras doenças, como colite e doença de Crohn, fístulas enterais, vômitos e radioterapia paliativa em região pélvica.

As recomendações alimentares, em geral, são:
- Fracionar a dieta, em cerca de seis refeições por dia.
- Evitar o consumo de alimentos com elevado teor de fibras insolúveis, como verduras (cruas ou cozidas), frutas laxativas ou com casca, preferindo frutas obstipantes como goiaba, maçã sem casca, caju, limão, maracujá sem semente e banana maçã (**Receita 15.1**).
- Repor os líquidos e minerais perdidos nas evacuações.
- Evitar consumir alimentos com elevado teor lipídico, como frituras, molhos industrializados como maionese, pães e biscoitos amanteigados, bolachas recheadas, chocolates, gordura aparente da carne, pele do frango, entre outros.
- Evitar o consumo de leite e derivados, optando pelas versões com teor de lactose reduzido.[21]

Receita 15.1. *Shake* tropical

Ingredientes
- 1 polpa congelada de caju
- 200 mL de água de coco
- 1 goiaba sem casca

Modo de preparo
Bater todos os ingredientes no liquidificador, coar e servir gelado.

Inapetência e perda ponderal

A inapetência e a perda ponderal intensa são, muitas vezes, já esperadas em pacientes paliativos portadores de doença avançada e podem, inclusive, ser indicativos de que o final da vida está próximo.

Existem medicamentos empregados para melhorar o apetite do indivíduo e, dessa maneira, aumentar sua interação social e o convívio com a família. Os principais são os corticosteroides, progestágenos (acetato de megestrol) e canabinoides.

As recomendações nutricionais englobam:

- Encarar a dieta como uma opção, ou seja, a família não deve pressionar o paciente a se alimentar se ele não deseja.
- Fracionar a alimentação em cerca de seis refeições por dia com volume reduzido em cada uma delas.
- Consumir alimentos com elevado teor calórico e proteico, como preparações acrescidas de queijos, leite integral, mel, azeite, sorvete, cremes e recheios.
- Utilizar suplementos alimentares, uma a três vezes por dia, sob orientação do nutricionista.
- Realizar as refeições em ambiente agradável, junto à família, com pratos bem decorados e atraentes.
- Não consumir líquidos junto com as refeições.
- Para a hidratação, dar preferência para sucos, vitaminas e líquidos com teor calórico considerável, não apenas água.[22]

Xerostomia e disgeusia

Tanto a xerostomia como a disgeusia podem ser advindas da hidratação inadequada do paciente, além do uso de determinados medicamentos. O paciente deve sempre manter boa higiene oral e pode utilizar saliva artificial, protetores labiais e evitar respirar pela boca.

As principais recomendações alimentares são:

- Consumir frutas cítricas, como laranja, limão e maracujá, entre outras, para estimular a salivação.
- Ingerir líquidos em pequenos volumes e várias vezes ao dia, inclusive durante as refeições, para facilitar a deglutição e a mastigação.

- Consumir alimentos e preparações mais úmidas, com caldos, molhos, cremes, entre outros.
- Evitar alimentos muito secos e condimentados, que exijam excessiva mastigação.
- Utilizar mais temperos naturais nas preparações e oferecer alimentos de maior preferência pelo paciente.[7]

Náuseas e vômitos

Também apresentam causas multifatoriais e são frequentes em pacientes paliativos com doença avançada. A administração de muitos medicamentos em elevadas dosagens, especialmente envolvendo o TGI, podem agravar esses sintomas. Medicações antieméticas podem ser administradas, principalmente se os vômitos forem de difícil controle.

A dietoterapia inclui as seguintes medidas:

- Consumir alimentos e preparações de maior preferência, conforme tolerância individual.
- Consumir líquidos em menores volumes e de forma fracionada ao longo do dia, também de acordo com a tolerância individual, como sucos, chás ou água de coco.
- Preferir preparações em temperatura morna ou fria, pois exalam menos odor.
- Hortelã, canela, gengibre e alimentos ácidos como picolé de limão e suco de abacaxi podem auxiliar no controle das náuseas.
- Preferir preparações secas e sem molhos.
- Evitar cozinhar ou oferecer alimentos e preparações com odores muito fortes e temperados.
- Se os vômitos forem muitos frequentes e persistentes, o uso de NP e/ou hidratação EV deve ser avaliado, para garantir o aporte nutricional adequado, evitar desidratação e distúrbios hidroeletrolíticos.[23]

Seguem receitas de preparações para auxílio no alívio das náuseas (**Receitas 15.2** e **15.3**).

Receita 15.2. Pera cozida com gengibre

Ingredientes
- 1 unidade de pera sem casca e picada
- 1 fatia fina de gengibre
- ¼ de xícara de chá de água

Modo de preparo
Acrescentar tudo em uma panela e cozinhar em fogo baixo. Estará pronto quando a pera estiver macia.

Receita 15.3. Picolé de limão, água de coco e hortelã

Ingredientes
- 3 xícaras de chá de água de coco
- ½ xícara de chá de suco de limão
- 5 colheres de sopa de mel
- Hortelã a gosto

Modo de preparo
Bata todos os ingredientes no liquidificador e, depois, coloque em forminha de gelo ou próprias para sorvete. Leve ao congelador até firmar. Sirva a seguir.

Disfagia

Em decorrência da desnutrição, desidratação, estado clínico e grau de consciência do paciente, surgem inúmeras alterações corporais e metabólicas que podem piorar o processo da deglutição.

Como conduta dietética, ressalta-se:[24]

- Adaptar consistência e volume da dieta, conforme tolerância do paciente, grau de disfagia e orientações fonoaudiológicas.
- Indicar o uso de espessantes para líquidos (sob orientação do fonoaudiólogo).
- Fracionar a alimentação de 5 a 6 refeições/dia, com a oferta de alimentos macios e úmidos.
- Subdividir e amassar alimentos sólidos.

Quando o final da vida se aproxima, é normal a recusa da alimentação ocorrer, o que causa muita angústia aos familiares. No entanto, diversas são as causas da anorexia em doenças avançadas e muitas delas são reversíveis. Os profissionais envolvidos no tratamento paliativo precisam estar aptos a identificar as causas reversíveis de anorexia e combatê-las. É necessário, também, uma avaliação criteriosa dos benefícios da alimentação oral, enteral e no que se refere à qualidade de vida do paciente.[3]

Por não existirem evidências científicas para a decisão de alimentar ou não o paciente e, em contrapartida, existir influência cultural importante no que tange à alimentação, a decisão de nutrir até a morte deve ser multiprofissional e ter o consentimento da família por escrito, caso o paciente não apresente autonomia para tal escolha. Se o mesmo optar por não ser nutrido, sua decisão deve ser respeitada e acatada pelos profissionais da saúde e por seus familiares, pois acima de qualquer evidência científica está a autonomia do paciente, assim como os princípios de não-maleficência e beneficência.[12]

Sendo assim, é imprescindível conhecer o prognóstico da doença e a expectativa de vida do indivíduo, compreendendo a fragilidade de todo o processo, visando promover a acolhida do paciente, familiares e cuidadores. Esses desafios podem ser superados com a criação de uma linguagem clara, que enfatize os objetivos do paciente cuidado. Uma nova ordem, visando apenas à alimentação "de conforto", afirma que medidas devem ser tomadas para assegurar a acolhida do paciente através de um plano de cuidados individualizados de alimentação, eliminando a aparente dicotomia relacionada à renúncia da hidratação e da nutrição artificial.

REFERÊNCIAS BIBLIOGRÁFICAS

1. Silva DA, Oliveira JR, Santos EA, Mendes FS. Atuação do nutricionista na melhora da qualidade de vida de idosos com câncer em cuidados paliativos. O Mundo da Saúde, São Paulo: 2009;33(3):358-64.

2. Pessini L, Bertanchini L. Novas perspectivas em cuidados paliativos: ética, geriatria, gerontologia, comunicação e espiritualidade. O Mundo da Saúde, São Paulo: ano 29 v. 29 n. 4 out./dez. 2005, p. 491-507.

3. Benarroz MO, Faillace GBD, Barbosa LA. Bioética e nutrição em cuidados paliativos oncológicos em adultos. Cad. Saúde Pública. 2009; 25 (9): 1875-82.

4. Nascimento AG. Papel do nutricionista na equipe de cuidados paliativos. In: Manual de cuidados paliativos – Academia Nacional de Cuidados Paliativos. Rio de Janeiro: Diagraphic, 2009. p. 227.

5. Fernández-Roldán AC. Nutrición en el paciente terminal. Punto de vista ético. Nutr Hosp. 2005;20(2):88-92.

6. Corrêa PH, Shibuya E. Administração da Terapia Nutricional em Cuidados Paliativos. Revista Brasileira de Cancerologia 2007; 53(3): 317-23.

7. Instituto Nacional de Câncer (INCA). Ministério da Saúde. Cuidados paliativos oncológicos: controle de sintomas. Rio de Janeiro: 2001. p.130.

8. Bachmann P, Marti-Massoud C, Blanc-Vincent MP, Desport JC, Colomb V, Dieu L, et al. Standards, options et recommandations: nutrition en situation palliative ou terminale de l'adulte porteur de cancer évolutif. Bull Cancer 2001; 88:985-1006.

9. Bauer J, Capra S, Ferguson M. Use of the scored Patient-Generated Subjective Global Assessment (PG-SGA) as a nutrition assessment tool in patients with cancer. Eur J Clin Nutr 2002:56;779-85.

10. Ortiz JS, Nogueira JAM, Mateos AGL. Protein energy malnutrition (PEM) in cancer patients. Clin Transl Oncol 2008; 10:579-82.

11. Eberhardie C. Nutrition support in palliative care. Nurs Stand. 2002;17(2):47-52.

12. Reiriz AB, Motter C, Buffon VR, Scatola RP, Fay AS, Manzini M. Nutrição em paciente terminal. Rev Soc Bra Clin Med 2008; 6(4): 150-5.

13. Finucane TE, Christmas C, Travis K. Tube Feeding in Patients With Advanced Dementia: A Review of the Evidence. JAMA. 2009; 282:1365-70.

14. World Health Organization. National cancer control programmes: policies and managerial guidelines. 2. ed. Geneva: World Health Organization, 2002.

15. Holmes S. Principles of nutrition in the palliation of long-term conditions. International Journal of Palliative Nursing 2011, Vol 17, n. 5, P. 217-22.

16. Fujino V, Nogueira LABNS. Terapia nutricional enteral em pacientes graves: revisão de literatura. Arq Ciênc Saúde 2007 out-dez;14(4): 220-6.

17. Hopkins K. Food for life, love and hope: an exemplar of the philosophy of palliative care in action. Proc Nutr Soc 2004; 63:427-9.

18. Orrevall Y, Tishelman C, Permert J, Cederholm T. The use of artificial nutrition among cancer patients enrolled in palliative home care services. SAGE Publications, Los Angeles, London, New Delhi and Singapore. Palliative Medicine 2009; 23: 556-64.

19. McKinlay AW. Nutritional support in patients with advanced cancer: permission to fall out? Proc Nutr Soc. 2004; 63:431-5.

20. Sutton LM, Clipp EC. Management of terminal cancer in the elderly patients. Lancet Oncology, 4:149-57, 2003.

21. Sonsin PB, Silva ALND, Bonfim C, Caruso L. Análise da assistência nutricional a pacientes disfágicos hospitalizados na perspectiva de qualidade. Mundo da Saúde, São Paulo: 2009;33(3):310-9.

22. Strasser F, Binswanger J, Cerny T. Fighting a losing battle: eating- related distress of men with advanced cancer and their female partners. A mixed-methods study. Palliative Medicine, v.21, n.2, 2007,129-37.

23. World Health Organization. Palliative care: symptom management and end-of-life care. Integrated management of adolescent and adult illness. Interim guidelines for first level facility health workers. 2004. [cited 2005 Dec 27] Available from: <http://www.who.int>.

24. Marchi DSM, Lienert RSC. Nutrição no Idoso em Cuidados Paliativos. In: Dalacorte RR, Rigo JC, Schneider RH, Schwanke CHA. Cuidados Paliativos em Geriatria e Gerontologia. São Paulo: Atheneu, 2012. p. 245.

capítulo 16

Indicadores de Qualidade Aplicados ao Paciente Idoso

- Érika Suíter
- Juliana Bonfleur Carvalho Pohlmann
- Grasiela Konkolisc Pina de Andrade

Qualidade na Saúde

A população idosa está cada vez mais presente em todos os ramos de atividade, seja comercial, industrial ou de serviços, portanto a necessidade de informação específica para essa população é fundamental para alcançar resultados de impacto, quer sejam de produtividade, de qualidade ou de custos compatíveis com a existência da empresa e, principalmente, com a satisfação do cliente nessa faixa etária. Isso significa, para administradores e técnicos, um constante conhecimento de indicadores de quantidade e qualidade, alguns clássicos e outros criados especificamente para os idosos, visando o que se quer medir[1] (**Figura 16.1**).

O ambiente é à base das necessidades da comunidade em termos de promoção da saúde, prevenção da doença, diagnósticos, tratamentos e reabilitação, necessidades essas que o sistema de saúde supre em parte.[2]

Logicamente, fatores demográficos, geográficos, educacionais, culturais, psicossociais, econômicos, epidemiológicos, tecnológicos e a existência ou não de outras unidades de saúde interferem nas relações saúde-doença da comunidade. Os profissionais de saúde não podem e não devem permanecer alheios a esses fatores, já que as interferências devem ser analisadas, quantificadas e qualificadas. Isso remete ao cuidado de evitar que a responsabilidade por erros ou outros eventos recaiam unicamente nas pessoas. Uma análise criteriosa deve ser elaborada sobre o sistema.[3]

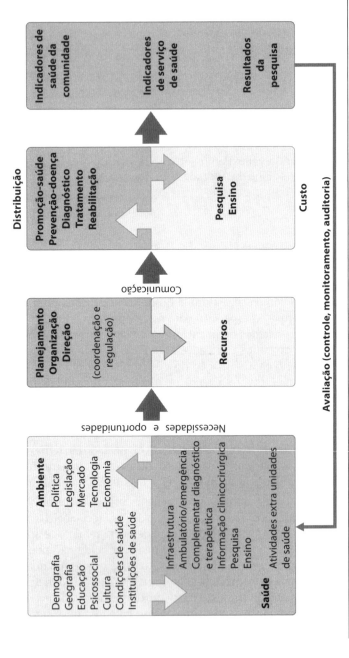

FIGURA 16.1. Visão dos fatores necessários para o bom funcionamento das entidades de saúde.

Fonte: Isosaki, et. al., 1997.

As dificuldades em medir qualidade em saúde estão diretamente ligadas a conceitos como "complicado", "complexo", "alto custo" e "alto risco", que traduzem os esforços para produzir saúde, tendo em vista a quantidade de variáveis que interferem na produção de cuidados, desde a prevenção da doença até a promoção da saúde, o diagnóstico, o tratamento e a reabilitação. Devido a esses fatores, torna-se necessário o conhecimento aprofundado do profissional de saúde a respeito das alterações e fatores que tornam a população vulnerável, sobretudo o idoso, que apresenta alterações inerentes ao envelhecimento que aumentam essa vulnerabilidade.[3,4] Dentre essas alterações, podemos citar alterações fisiológicas (como dificuldade de mobilidade, diminuição da acuidade visual, fragilidade óssea), redução do poder aquisitivo, isolamento social, maior incidência de doenças crônicas e, consequentemente, maior uso de medicamentos, entre outros.

As informações e indicadores de produção, administrativos, financeiros e epidemiológicos de instituições complexas, como as das unidades de saúde, podem conter inúmeras imperfeições, inconsistências e vieses decorrentes das dificuldades nas condições de registro, de coleta, de processamento e até de entendimento dos conceitos envolvidos.[1]

No entanto, esperar as informações ficarem exatas para serem divulgadas, trabalhadas e utilizadas, poderia ser uma grande perda de oportunidade. É preciso usá-las e divulgá-las, sempre que coletadas, para que o trabalho rotineiro confira consistência e utilidade para os gestores, técnicos e profissionais do sistema de saúde.[1]

Indicadores em Nutrição Hospitalar

O Ministério da Saúde do Brasil define qualidade como o grau de atendimento a padrões estabelecidos, frente às normas e protocolos que organizam ações práticas, assim como reconhecimentos técnico-científicos atuais.[3]

A qualidade é a totalidade de características de uma entidade (atividade ou processo, produto, organização ou uma combinação desses), que lhe confere a capacidade de satisfazer as necessidades explícitas e implícitas dos clientes e demais partes interessadas.[5]

O controle da qualidade do cuidado é alicerçado em indicadores utilizados como ferramentas de avaliação em saúde.[3]

Indicadores são representações quantificáveis das características de produtos, serviços e processos, que são utilizados para acompanhar os resultados ao longo do tempo visando a melhoria contínua da qualidade.[1,6,7]

Cada organização deve definir os indicadores de acordo com a sua política da qualidade e seus objetivos. Muitas vezes, a empresa possui uma boa estrutura, bons funcionários, recursos adequados, mas os clientes mostram-se insatisfeitos, há retrabalhos e não cumprimento dos prazos estabelecidos, ou seja, não apresenta bons resultados. A criação de indicadores em todas as etapas do processo mostrará o que está acontecendo para uma autoanálise do trabalho, permitindo identificar as dificuldades e os pontos que necessitam de correções.

Assim sendo, os indicadores devem monitorar, orientar e induzir o desempenho da unidade, conduzindo-a ao comportamento desejado e dando aos colaboradores o direcionamento que precisam para atingir os objetivos da organização.[1,6,7]

A padronização dos processos por meio de protocolos reduz o erro humano e garante a homogeneidade da prática. Os indicadores exprimem em números o desempenho da equipe, permitindo posteriores ações corretivas. Entende-se que os melhores resultados de qualidade de serviço são obtidos pelo equilíbrio entre a qualidade dos recursos humanos e a dos processos.[3]

Não existe uma regra na definição dos indicadores, a escolha deve estar focada no objetivo que se quer alcançar. E cada indicador deve ser acompanhado de uma meta adequada para o público-alvo.[1] Exatamente por esse motivo, quando criamos e monitoramos indicadores para população idosa, devemos nos atentar que existem padrões de referência diferenciados, quando comparados ao restante da população. Tendo esse cuidado, estaremos evitando danos não intencionais ao paciente idoso. Uma das estratégias pode ser aplicada segundo as diretrizes de 2008 da United States Preventive Services Task Force (USPSTF), para a qual a classificação ideal dos indicadores de qualidade em idosos deve ser estratificada da seguinte maneira: pacientes que são mais jovens (entre 60-75 anos), pacientes com idade entre 75-85 anos e os pacientes muito idosos ($\geq$ 85 anos). Com isso, os indicadores de qualidade poderiam englobar todos os pacientes para os quais nem a falta de intervenção ou um reajuste acima dos parâmetros comuns seriam vistos como uma má qualidade do atendimento.[8]

Caso o resultado de um indicador seja inferior ao esperado, o mesmo mostrará que medidas corretivas e/ou preventivas devem ser tomadas para reverter o índice e alcançar as metas de qualidade estabelecidas. As metas devem ser mensuráveis, desafiadoras, relevantes, específicas, temporais e alcançáveis.[1,6,9]

Nem sempre é fácil traçar metas, por não existirem históricos dos dados registrados ou diretrizes e legislações definidas. Nesse caso, a própria experiência e a evolução dos registros das informações ajudarão na definição das metas[1]

Na criação de um indicador, recomenda-se observar alguns critérios:[1,6,9]

- **Disponibilidade:** facilidade de acesso para coleta.
- **Simplicidade e clareza:** facilidade de ser compreendido.
- **Utilidade:** o indicador deve ter objetivos claros.
- **Baixo custo:** indicadores de alto custo financeiro inviabilizam sua utilização rotineira.
- **Estabilidade:** permanência no tempo, permitindo a formação de série histórica.
- **Rastreabilidade:** facilidade de identificação da origem dos dados, seu registro e manutenção.
- **Confiabilidade:** os dados utilizados para cálculo devem ser fidedignos.
- **Representatividade:** para atender às etapas críticas dos processos, sintetizando o maior número de condições ou fatores que afetam a situação que se quer descrever.
- **Sensibilidade:** o indicador deve distinguir as variações ocasionais de tendências do problema de uma determinada área.
- **Comparabilidade:** para comparar metas, dados e informações para a criação de parâmetros, internos e externos, e buscar melhorias contínuas, tendo como referência as organizações de excelência no setor.

Para o sucesso na criação dos indicadores, faz-se necessário o desdobramento até o nível da estação de trabalho, visando proporcionar um maior controle no processo de acompanhamento das metas.[1]

Os indicadores podem ser classificados em:[1,9]

- **Indicadores de produtividade:** medem a proporção de recursos consumidos com relação às saídas de processos. São os indicadores de eficiência.

MANUAL PRÁTICO DE ASSISTÊNCIA NUTRICIONAL AO PACIENTE GERIÁTRICO

- **Indicadores de qualidade:** focam as medidas de satisfação dos clientes e as características do produto/serviço. São os indicadores de eficácia.
- **Indicadores de impacto:** focam as consequências dos produtos/serviços. Estão vinculados ao grau de satisfação, ao valor agregado, à transformação produzida. São os indicadores de efetividade.

Na composição dos indicadores existem alguns componentes básicos que devem ser seguidos:[1,6,10,11]

- **Nome do indicador:** item de controle.
- **Objetivo:** motivo para o qual está sendo medido.
- **Cálculo do indicador:** fórmula (base de cálculo, maneira de expressão e unidade – se taxa, índice, coeficiente, percentual, número absoluto, fato).
- **Definição do numerador e do denominador:** descrição das informações necessárias para inserção no numerador e no denominador.
- **Fonte da informação:** documentos (impressos ou eletrônicos) dos quais será extraída a informação ou os dados necessários para a construção do indicador.
- **Método:** descrever como os dados devem ser coletados e tratados para obtenção do indicador.
- **Responsável:** pela obtenção e atualização do indicador.
- **Frequência:** número de vezes que será medido, se diário, semanal, mensal, trimestral, semestral ou anual.
- **Meta:** valor ou intervalo desejável atribuído e a ser atingido em um determinado período de tempo.
- **Referencial comparativo:** como será realizada a comparação com outras instituições de excelência na área. Se não existir, registrar "NA" (não se aplica).

O indicador deve ser aplicado por todos os membros da equipe de trabalho de maneira padronizada. Após a definição e coleta, os indicadores devem ser divulgados a cada período de coleta, com os dados históricos, para todos os setores envolvidos, visando avaliações e o planejamento de ações.[1]

A análise e a interpretação dos dados são aspectos primordiais no processo decisório e podem ocorrer de diversos modos, como por meio de: gestão no dia a dia; reuniões gerenciais; reuniões operacionais; intercâmbios de informações e de soluções com outras organizações com características semelhantes.[1]

As análises dos resultados sempre devem ser baseadas nas metas estabelecidas e é hoje o principal modo de avaliação de um serviço. Os índices fora do padrão devem gerar planos de ações baseados nas ferramentas da qualidade. Não existe uma ferramenta padrão-ouro capaz de solucionar todos os problemas, cada serviço ou organização deve adotar as que considerar mais convenientes.[1,12]

O uso de indicadores auxilia na quantificação de um processo e estabelece padrões para analisar o desempenho. Os indicadores que representam determinado processo sinalizam como ele se encontra e mostram para a gerência como as tarefas estão sendo desenvolvidas. Os indicadores oferecem à gerência números que indicam o estado ou estágio das várias etapas de um processo. Portanto, medir é produzir informações utilizando indicadores, e fazer uso de indicadores é gerenciar com base em informações.[1]

Os indicadores devem representar vários processos, de modo a se obter a fotografia completa do serviço de alimentação, bem como a de todos processos importantes e merecedores de monitoração. A análise conjunta dos indicadores e seus desmembramentos contribui para a eficácia da ação gerencial.[1]

Em 2008, a Força Tarefa de Nutrição Clínica da International Life Sciences Institute (ILSI) Brasil sugeriu a atualização de Indicadores de Qualidade em Terapia Nutricional (IQTN) como ferramenta de avaliação da efetividade da Terapia Nutricional.[13,14]

Um estudo realizado no Brasil identificou os 10 melhores indicadores de qualidade em terapia nutricional, listados na **Quadro 16.1**, segundo a prática clínica de 41 especialistas na área de terapia nutricional independente da faixa etária.[15,16]

Quadro 16.1. Dez melhores indicadores de qualidade em terapia nutricional

1. Frequência de realização de triagem nutricional em pacientes hospitalizados;
2. Frequência de diarreia em pacientes em terapia nutricional enteral (TNE);
3. Frequência de saída inadvertida de sonda de nutrição em pacientes em TNE;
4. Frequência de obstrução de sonda de nutrição em pacientes em TNE;
5. Frequência de jejum digestório por mais de 24 horas em pacientes em TNE ou terapia nutricional oral;
6. Frequência de pacientes com disfunção da glicemia, em TNE ou terapia nutricional parenteral (TNP);
7. Frequência de medida ou estimativa do gasto energético e necessidades proteicas em pacientes em terapia nutricional;
8. Frequência de infecção por cateter venoso central em pacientes em TNP;
9. Frequência de conformidade de indicação da TNE;
10. Frequência de aplicação de avaliação subjetiva global (ASG) em pacientes em terapia nutricional.

Fonte: Isosaki, et al., 2015.

Aplicações de Indicadores no Ambiente Hospitalar para o Público Idoso

O envelhecimento populacional acelerado contribui para o crescimento do número de idosos hospitalizados, os quais são acometidos por diferentes tipos de alterações metabólicas, fisiológicas, anatômicas e psicossociais inerentes à idade em que, do ponto de vista nutricional, são considerados vulneráveis. Cerca de 20% das autorizações de internação hospitalar pelo Sistema Único de Saúde (SUS) são de idosos.[17,18]

A dificuldade de nutrir o idoso em estado crítico está, na maioria das vezes, relacionada com as complicações clínicas ou complicações relativas à terapia nutricional (TN), sendo que essas últimas, pelo menos em parte, ocorrem devido à escassez de dados referentes à qualidade em TN.[17,18]

Seguem alguns exemplos de indicadores voltados para população idosa no ambiente hospitalar e ficha técnica para a elaboração de indicadores de qualidade (**Quadro 16.2**).

Quadro 16.2. Exemplo de ficha técnica para a elaboração de indicadores de qualidade

Nome	Indicador de manutenção e melhora do estado nutricional em idosos.
Objetivo	Identificar a efetividade do atendimento nutricional em pacientes idosos.
Fórmula para cálculo	Número de idosos que melhoraram e/ou tiveram manutenção do estado nutricional nesse período/número de idosos reavaliados a cada 7 dias de terapia nutricional × 100.
Unidade	Porcentagem
Definição do numerador	Computar todos os pacientes reavaliados a cada 7 dias de terapia nutricional que apresentaram melhora/manutenção do estado nutricional.
Definição do denominador	Computar todos os pacientes reavaliados a cada 7 dias de terapia nutricional.
Método	Após a coleta de informações, como dados bioquímicos, de aceitação alimentar, antropométricos e evolução clínica, o nutricionista deverá classificar o paciente de acordo com a evolução do seu estado nutricional em melhora, manutenção ou piora. O indicador será computado com base nesse resultado.
Fonte de dados	Prontuário e entrevista com o paciente.
Periodicidade	Mensal
Responsável pela informação	Nutricionista
Meta	> 85%
Referencial comparativo	Média histórica do indicador no período de 6 meses. Quando a meta for atingida consecutivamente em um período de 6 meses, essa deve ser revista.

Fonte: Adaptado de Isosaki, et al., 2015.

Indicador de manutenção e melhora do estado nutricional em idosos

- **Fórmula:** número de idosos que melhoraram e/ou tiveram manutenção do estado nutricional nesse período/número de idosos reavaliados a cada 7 dias de terapia nutricional × 100.
- **Meta:** a definir, de acordo com as necessidades da instituição.

Indicador de pacientes idosos que receberam orientação nutricional na alta hospitalar

- **Fórmula:** número de idosos orientados/número de idosos que receberam alta × 100.
- **Meta:** a definir, de acordo com as necessidades da instituição.

Indicador de pacientes que possuem suspeita ou diagnóstico de disfagia e tem a consistência de sua alimentação adaptada

- **Fórmula:** número de pacientes idosos com suspeita ou disfagia que tiveram consistência da alimentação adaptada/número de pacientes idosos com suspeita ou disfagia × 100.
- **Meta:** a definir, de acordo com as necessidades da instituição.

Indicador de infusão de terapia de nutrição enteral acima de 80% das necessidades nutricionais em pacientes idosos

- **Fórmula:** número de pacientes idosos que receberam acima de 80% das necessidades/número de paciente idosos com TNE × 100.
- **Meta:** a definir, de acordo com as necessidades da instituição.

Indicador de risco de queda em idosos

- **Fórmula:** número de idosos que apresentaram quedas/número de idosos internados × 100.
- **Meta:** a definir, de acordo com as necessidades da instituição.

Indicador de efetividade do atendimento preferencial ao idoso no pronto-socorro

- **Fórmula:** número de idosos que foram atendidos em tempo inferior a 30 minutos/número de idosos atendidos no PS × 100.
- **Meta:** a definir, de acordo com as necessidades da instituição.

Indicador de ambientes com sinalização adequada para idosos no hospital

- **Fórmula:** número de ambientes com sinalização adequada/número de ambientes no hospital × 100.
- **Meta:** a definir, de acordo com as necessidades da instituição.

O valor de um indicador será melhor quanto mais fidedigno for seu resultado. Porém, mais importante que um resultado isolado, é a construção de uma série histórica, capaz de apontar tendências.[1]

Os indicadores surgem como auxiliadores nas tomadas de decisões, onde fundamentam as argumentações mediante o fornecimento das informações dos processos, em outras palavras, proporcionam as evidências aos gestores.[1] Por esse motivo, o ideal é que se faça uma análise dos indicadores que mais irão auxiliar na melhoria dos processos críticos, pois a implementação de muitos indicadores pode dificultar a interpretação dos dados e diagnóstico dos processos que realmente necessitam de ajustes.

Assim, torna-se claro que os pacientes idosos em terapia nutricional devem ser monitorizados de maneira rotineira e essa avaliação deve garantir ao paciente o acesso ao melhor que a terapia pode lhe oferecer, objetivando a recuperação clínica a custos baixos. Aplicar indicadores de qualidade pode garantir a eficiência nas rotinas diárias, reduzir custos, aumentar capacidade de análise de processos e, principalmente, levar melhores resultados clínicos e de qualidade de vida para esses indivíduos. Além disso, permitem avaliar a eficiência e, se necessário, o planejamento de ações corretivas.[17,20,21]

REFERÊNCIAS BIBLIOGRÁFICAS

1. Isosaki M, Gandolfo AS, Jorge AL, Evazian D, Castanheira FA, Bittar OJN. Indicadores de Nutrição Hospitalar. São Paulo: Atheneu, 2015.
2. Bittar OJNV. Hospital: Qualidade & produtividade. São Paulo: Sarvier, 1997. 137p.
3. Waitzberg DL. Indicadores de qualidade em terapia nutricional: Aplicação e resultados. São Paulo: ILSI Brasil, 2010.
4. Waitzberg DL. Indicadores de qualidade em terapia nutricional. São Paulo: ILSI Brasil, 2008.
5. Waitzberg DL, Enck CR, Miyahira NS, Mourão JRP, Faim MMR, Oliseski M, Borges A. In: Projeto Diretrizes Terapia Nutricional: Indicadores de Qualidade. Volume IX. São Paulo; 2011. p. 459-69.
6. Bittar OJNV. Indicadores de qualidade e quantidade em saúde. RAS. 2008;10(40): 87-93.
7. Burmester H. Manual de Gestão Hospitalar. Rio de Janeiro: Editora FGV, 2012.
8. Lee SJ, Walter LC. Quality Indicators for Older Adults. JAMA. 2011; 306 (13): 1481-82.

9. Takashima NT, Flores MCX. Indicadores da qualidade e do desempenho: como estabelecer metas e medir resultados. Rio de Janeiro: Qualitymark, 1997.

10. Nakassato M, Isosaki M. Gestão da qualidade. In Isosaki M, Nakassato M. Gestão de Serviço de nutrição hospitalar. São Paulo: Elsevier, 2009. p.125-45.

11. Joint Commission Internationl Accreditation Standards for Hospital. Guia de processo de avaliação de hospital para acreditação. 5. ed. Oak Brook, IL;2014.

12. Verotti CCG, Ceniccola GD In: Terapia Nutricional em UTI Indicadores de Qualidade em Terapia Nutricional na Unidade de Terapia Intensiva. Rio de Janeiro: Rubio; 2015. 361-73.

13. Sá JSM, Marshall NG. Indicadores de Qualidade em Terapia Nutricional como ferramenta de monitoramento da assistência nutricional no paciente cirúrgico. Rev Bras Nutr Clin 2015; 30(2): 100-5.

14. Caruso LC, Sousa AB. In: Manual da equipe multidisciplinar de terapia nutricional (EMTN) do Hospital Universitário da Universidade de São Paulo – HU/USP. São Paulo: Editora Cubo, 2014.

15. Ribeiro PC. Série medicina de urgência e terapia intensiva do Hospital Sírio-Libanês – Nutrição. São Paulo: Editora Atheneu, 2015.

16. Verotti CCG, Torrinhas RSMM, Cecconello I, Waitzberg DL. Selection of top 10 Quality Indicators for Nutrition Therapy. Nutrition in Clinical Practice 2015; 27(2): 261-67.

17. Folguera TM, Hernández JÁ, Peláez RB, Pérez SC, Hernández MVC, et al. Análisis de la relevancia y factibilidad de indicadores de calidad en las unidades de nutrición. Nutr Hosp 2012; 27(1): 198-204.

18. Souza MA, Mezzomo TR. Estado nutricional e indicadores de qualidade em terapia nutricional de idosos sépticos internados em uma unidade de terapia intensiva. Rev. Bras Nutr Clin 2016; 31(1): 23-8.

19. Bezerra RGS, Costa VL, Figueira MS, Andrade RS. Indicadores de qualidade na terapia nutricional enteral em sistema fechado em um hospital particular da cidade de Belém - PA. Rev Bras NutrClin 2014; 29(1): 20-5.

20. Cervoa AS, Magnagob TSBS, Carolloc JB, Chagasd BP, Oliveira AS, Urbanettof JS. Eventos adversos relacionados ao uso de terapia nutricional enteral. Rev. Gaúcha Enferm 2014; 35(2): 53-9.

21. Celano RMG, Loss SH, Negrão RJN. In: Projeto Diretrizes Terapia Nutricional na senescência (geriatria). Volume IX. São Paulo, 2011.

ÍNDICE REMISSIVO

A

Abacate, 14

Absortometria por dupla emissão de raios X, 94

Adequação do peso, 75

Adoçantes, 180

Água, 13, 53

Alimentação
  nas alterações neurodegenerativas, 233
  saudável, 1, 5, 16

Alimentos
  fritos, 240
  funcionais, 14
  processados, 6

Alterações
  neurodegenerativas, 233

Amêndoas, 15

Antropometria, 73

Apresentação do prato, 120

Autonomia no momento de se alimentar, 18

Avaliação
  antropométrica, 73, 165
  dietética, 165
  do estado nutricional, 170
  nutricional, doença renal crônica, 202

Aves, 238

Azeite, 119, 238
  de oliva extravirgem, 14

B

Bioimpedância elétrica, 93

C

Cálcio, 43

Capacidade funcional, 105

Carambola, 208
Carboidratos, 30
Cardápio
exemplo de, 19, 20
para ganho de peso, 166
para geriatria em ambiente hospitalar, 116
para perda de peso, 172
Carne(s), 12
vermelha, 240
Castanhas, 15
Cereais integrais, 238
Chocolate amargo, 15
Circunferência(s)
da cintura, 84
da panturrilha, 82
do braço, 80, 86
Comfort food, 122
Composição corporal, 2, 73
Conduta nutricional, 144
Consistência de dietas, 131
Constipação, 254
Consumo de sal e açúcar, 9
Cuidados paliativos, 247

D

Deglutição, 131
Demência, 235
Dermatite associada à incontinência, 213
Desempenho funcional, 105
Desnutrição, 161
hospitalar, 55

no idoso, 162
DETERMINE Sua Saúde Nutricional (DETERMINE Your Nutritional Health), 66
Diabetes, 177
suplementação, 181
Diarreia, 255
Dieta(s), 135
branda, 135
DASH, 197, 200
geriátrica, 134
hospitalares, 133
leve, 135
restrita, 136
líquida, 135
MIND, 238, 240
pastosa, 135, 136
via oral, 163
Dinamômetros, 103
Disfagia, 131, 258
estratégias nutricionais, 136
Disgeusia, 256
Dislipidemias, 184, 187
Dobras cutâneas, 88
subescapular, 91
tricipital, 89
Doces, 240
Doença(s)
crônicas, 177
diabetes, 177
dislipidemias, 184
doença renal crônica, 202
hipertensão, 195

ÍNDICE REMISSIVO

síndrome metabólica, 188
de Alzheimer, 234
renal crônica, 202
  avaliação nutricional, 202
  suplementação, 210

E

Energia, 29
Envelhecimento, 1, 2
  alteração(ões)
    da composição corporal e metabolismo basal, 2
    do trato digestório, 3
    dos sentidos, 3
    na mastigação, 6
  cutâneo, 213
Envergadura do braço, 78
Ervas e especiarias, 198
Estatura, 76
  recumbente, 79
Estimativa de peso e IMC para amputados, 79
European Working Group on Sarcopenia in Older People (EWGSOP2), 104
Exames de imagem para avaliação da composição corporal, 93

F

Ferramentas de triagem e avaliação de risco nutricional, 57
Ferro, 46
Fibras alimentares, 51

Finger food, 120
Força
  de preensão palmar, 103
  muscular, 103
Fórmulas enterais, 155, 156
Fósforo, 44, 207, 210
Fracionamento das refeições, 6
Frutas, 10
  oleaginosas, 238
  vermelhas, 238

G

Gastronomia hospitalar, 115

H

Hidratação, 225
Hipercolesterolemia, 184
Hipertensão, 195, 200
Hipertrigliceridemia, 185

I

Inapetência, 256
Indicadores em nutrição hospitalar, 265
  de impacto, 268
  de produtividade, 267
  de qualidade, 263, 268
  no ambiente hospitalar para o público idoso, 270
Índice de massa corporal, 79
Intervenção fonoaudiológica na disfagia orofaríngea, 132

L

Legumes e verduras, 10
Leguminosas, 7, 238
Leite e derivados, 12
Leitura do rótulo dos alimentos, 16
Lesões de pele, 213
   necessidades calóricas, 224
   por fricção, 215
   por pressão, 217
      em membrana
        mucosa, 222
      estágio 1, 219
      estágio 2, 219
      estágio 3, 220
      estágio 4, 220
      não classificável, 221
      relacionada a dispositivo
        médico, 222
      tissular profunda, 221
   suplementação, 228
   terapia nutricional, 223
Limão, 119
Linhaça e chia, 14
Lipídios, 33
Líquidos espessados, 143
Local das refeições, 18

M

Macronutrientes, 29
Magnésio, 47
Malnutrition Screening Tool
   (MST), 57

Malnutrition Universal Screening
   Tool (MUST), 58
Manteiga e margarina, 239
Massa muscular, 102
Mastigação, 6
Metabolismo basal, 2
Minerais, 43
Mingaus, 139
Mini-Nutritional Assessment–
   Short Form (MNA-SF), 57
Miniavaliação Nutricional
   (MAN®), 59, 61
   instruções práticas, 60
   reduzida® (MNA-SF), 65
Montagem do prato, 18
Mucosa oral, 253

N

Náuseas e vômitos, 257
Necessidades calóricas em lesões
   de pele, 224
Nozes, 15
   NSI DETERMINE, 59
Nutrição
   nos tempos atuais, 127
   parenteral, 156, 157
Nutritional Risk Screening (NRS
   2002), 58, 68

O

Obesidade, 168
   e densidade mineral óssea, 169
   no idoso, 169

sarcopênica, 169
Obstrução intestinal, 254
Orientação nutricional, 165
Osteoartrose, 169

P

Padrão MI (muito idoso), 142
Papas de fruta aromatizadas, 140
Peixe, 238
Pele, 213
Perda ponderal, 256
Peso, 74
    ajustado, 75
    atual, 75
    ideal ou desejável, 75
    usual ou habitual, 75
Pirâmide alimentar do idoso, 27
Planejamento adequado das refeições, 16
Potássio, 206, 210
Produtos ultraprocessados, 7
Proteínas, 31

Q

Qualidade na saúde, 263
Questionário SARC-F, 100, 101

R

Rapid Screen, 59
Rastreamento nutricional, 55
Realçadores de sabor, 119
Receita(s)

anchova grelhada com amêndoa torrada, 45
arroz integral crocante, 48
azeite com manjericão e alecrim, 239
barrinha de cereal caseira, 5
bolo
    de banana e germe de trigo, 227
    de mel integral, 242
    integral com castanhas-do--pará, 15
brigadeirão, 124
caldo verde com inhame, 30
canja com arroz integral ou quinoa, 173
carne
    com legumes, 32
    moída à jardineira, 49
charutinho caipira, 182
creme
    de abacate, 126
    de caqui, 167
    de manga com mel, 107
    de papaia, 126, 151
feijoada *light*, 117
frapê de coco, 125
gelinho de abacaxi com água de coco e hortelã, 3
gersal, 9
guacamole, 33
manjar
    de coco com calda de ameixa, 123

dos deuses, 183

mingau

de banana com aveia, 140

de maçã com canela, 139

mix de fibras, 51

molho de creme cottage, 44

mousse de café, 124

pão

7 grãos caseiro, 187

de queijo de frigideira, 173

papa

de manga aromatizada com laranja e hortelã, 141

de pera com vinho e laranja, 141

patê de tofu com hortelã, 241

peixe no papelote, 13

pera cozida com gengibre, 258

picadinho com abóbora, 46

picolé de limão, água de coco e hortelã, 258

purê de abóbora com batata--doce, 35

quibe de soja com linhaça, 188

sal

de ervas, 120, 201

verde, 10

salada

de grão-de-bico, 200

de quinoa, grão-de-bico, tomate e manjericão, 8

italiana, 53

primavera, 41

quente de salmão defuma-do, 36

salmão ao *pesto*, 118

sanduíche natural de cenoura e ovo, 23

shake

de chocolate com canela, 108

tropical, 255

sopa

creme de batata com alho--porro, 151

de abóbora com gengibre, 226

de lentilha, 8

de mandioquinha com agrião, 168

primavera, 22

sorvete de banana com mo-rango, 22

suchá de chá-verde com me-lancia e gengibre, 14

suco

de melão com limão, 152

laxativo, 4

verde com laranja, 38

tilápia assada com batata, 39

tortelane de frango recheado com creme de queijo ao molho de beterraba, 138

vitamina

de banana com granola, 127

ÍNDICE REMISSIVO

hipercalórica e hiperproteica, 228
Recomendações
nutricionais, 29, 43
água, 53
cálcio, 43
carboidratos, 30
energia, 29
ferro, 46
fibras alimentares, 51
fósforo, 44
lipídios, 33
macronutrientes, 29
magnésio, 47
minerais, 43
proteínas, 31
selênio, 50
vitaminas, 34
A, 34
B12, 35
C, 37
D, 38
K, 40
zinco, 49
Redução da pressão arterial, 197
Relação cintura/quadril, 85
Rótulo dos alimentos, 16

S

Sal de ervas, 119
Sarcopenia, 99
diagnóstico da, 102
tratamento da, 107

triagem da, 100
Selênio, 50
Sentidos, 3
Short Nutritional Assessment
Questionnaire (SNAQ), 58
Simplified Nutritional Appetite
Questionnaire (SNAQ), 58
Síndrome metabólica, 188, 190
Sobremesas suplementadas, 122
Suboclusão, 254
Suplementação
alimentares, 150
de vitamina D, 152
diabetes, 181
doença renal crônica, 210
lesões de pele, 228
nutricionais, 109
Suporte nutricional artificial, 252

T

Terapia nutricional
enteral, 153
lesões de pele, 223
oral, 147
parenteral, 156
Testes
de equilíbrio, 106
de mobilidade, 106
para avaliação da capacidade
funcional, 105
Time Up and Go (TUG), 106
Tomografia computadorizada, 95
Trato digestório, 3

Treinamento de força muscular, 110

U

Ultrassonografia, 94

V

Vegetais folhosos, 238
Velocidade de marcha, 105
Via de acesso da sonda, 154
  central, 156
  intradialítica, 157
  periférica, 157
Vinho, 238

Vitamina(s), 34, 225
  A, 34, 225
  B12, 35
  C, 37, 226
  D, 38, 152
  E, 227
  K, 40

X

Xerostomia, 256

Z

Zinco, 49